Riha

Grundwissen
Geschichte, Theorie, Ethik der Medizin

W0173605

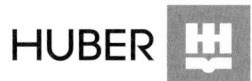

Reihe «Querschnittsbereiche»

Herausgeben von:
Prof. Dr. Elmar Brähler, Leipzig
Prof. Dr. Peter Elsner, Jena
Prof. Dr. Bernhard Strauß, Jena
Prof. Dr. Jürgen von Troschke, Freiburg

Mit der neuen Approbationsordnung für Ärzte wurden in das medizinische Curriculum zwölf fächerübergreifende Querschnittsbereiche als scheinpflichtige Veranstaltungen eingeführt:

1. Epidemiologie, medizinische Biometrie und medizinische Informatik
2. Geschichte, Theorie, Ethik der Medizin
3. Gesundheitsökonomie, Gesundheitssystem, Öffentliche Gesundheitspflege
4. Infektiologie, Immunologie
5. Klinisch-pathologische Konferenz
6. Klinische Umweltmedizin
7. Medizin des Alterns und des alten Menschen
8. Notfallmedizin
9. Klinische Pharmakologie/Pharmakotherapie
10. Prävention, Gesundheitsförderung
11. Bildgebende Verfahren, Strahlenbehandlung, Strahlenschutz
12. Rehabilitation, Physikalische Medizin, Naturheilverfahren.

Die inhaltliche Gestaltung dieser Fächer blieb den medizinischen Fakultäten überlassen. Dementsprechend gibt es für diese Unterrichtsveranstaltungen keine Vorgaben des IMPP in Form von Gegenstandskatalogen. Es war naheliegend, dass die medizinischen Fakultäten von ihren Gestaltungsrechten Gebrauch machen und die neuen Lehrveranstaltungen an den jeweiligen Fächerstrukturen, Forschungsschwerpunkten und klinischen Profilen ausrichten. Um zu gewährleisten, dass angehende Ärzte das notwendige Basiswissen auch in diesen Querschnittsbereichen bundesweit einheitlich erlernen können und den jeweils für den Unterricht verantwortlichen Hochschullehrern die Chance zu geben, sich auf ihre Schwerpunktsetzungen zu konzentrieren, haben wir uns entschlossen, mit dieser Buchreihe in kompakter Form die notwendigen Grundkenntnisse darzustellen.

Da es sich bei den Querschnittsbereichen teilweise um Neuland handelt, zu dem bisher keine geeigneten Lehr- oder Handbücher vorliegen, sind die Autoren in besonderer Weise gefordert in der Auswahl und komprimierten Bearbeitung der Lehrinhalte. Da sich in einigen der Themenbereiche die dargestellten Statistiken schnell ändern, sind kurzfristige Neuauflagen geplant. Wir danken dem Verlag Hans Huber und insbesondere Herrn Dr. Reinhardt für das Engagement und freuen uns auf Rückmeldungen und Verbesserungsvorschläge von Kolleginnen und Kollegen sowie von Studentinnen und Studenten.

Leipzig, Jena, Freiburg, im September 2004
E. Brähler, P. Elsner
B. Strauß, J. v. Troschke

Ortrun Riha

Grundwissen
Geschichte, Theorie,
Ethik der Medizin

Querschnittsbereich 2

Verlag Hans Huber

Lektorat: Dr. Klaus Reinhardt
Bearbeitung: Ulrike Boos
Herstellung: Daniel Berger
Umschlaggestaltung: Atelier Mühlberg, Basel
Druckvorstufe: Claudia Wild, Stuttgart
Druck und buchbinderische Verarbeitung: AZ Druck und Datentechnik, Kempten
Printed in Germany

Bibliographische Information der Deutschen Bibliothek
Die Deutsche Bibliothek verzeichnet diese Publikation in der Deutschen Nationalbibliographie;
detaillierte bibliographische Daten sind im Internet über
http://dnb.d-nb.de abrufbar.

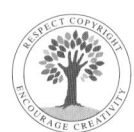

Dieses Werk, einschließlich aller seiner Teile, ist urheberrechtlich geschützt. Jede Verwertung außerhalb der engen Grenzen des Urheberrechtes ist ohne Zustimmung des Verlages unzulässig und strafbar. Das gilt insbesondere für Vervielfältigungen, Übersetzungen, Mikroverfilmungen sowie die Einspeicherung und Verarbeitung in elektronischen Systemen.
Die Verfasser haben größte Mühe darauf verwandt, dass die therapeutischen Angaben insbesondere von Medikamenten, ihre Dosierungen und Applikationen dem jeweiligen Wissensstand bei der Fertigstellung des Werkes entsprechen. Da jedoch die Medizin als Wissenschaft ständig im Fluss ist und menschliche Irrtümer und Druckfehler nie völlig auszuschließen sind, übernimmt der Verlag für derartige Angaben keine Gewähr. Jeder Anwender ist daher dringend aufgefordert, alle Angaben in eigener Verantwortung auf ihre Richtigkeit zu überprüfen.
Die Wiedergabe von Gebrauchsnamen, Handelsnamen oder Warenbezeichnungen in diesem Werk berechtigt auch ohne besondere Kennzeichnung nicht zu der Annahme, dass solche Namen im Sinne der Warenzeichen-Markenschutz-Gesetzgebung als frei zu betrachten wären und daher von jedermann benutzt werden dürfen.

Anregungen und Zuschriften an:
Verlag Hans Huber
Lektorat Medizin
Länggass-Strasse 76
CH-3000 Bern 9
Tel: 0041 (0)31 300 4500
Fax: 0041 (0)31 300 4593
www.verlag-hanshuber.com

1. Auflage 2008
© 2008 by Verlag Hans Huber, Hogrefe AG, Bern
ISBN 978-3-456-84181-6

Inhalt

Teil 3
Ethik der Medizin 105

Vorwort

Der Querschnittsbereich «Geschichte, Theorie, Ethik der Medizin» ist trotz seiner vielen klinischen Bezüge ein Fremdkörper im Medizinstudium, weil er Geisteswissenschaften betrifft, die in Methodik, Anliegen und Fragestellungen grundsätzlich anders ausgerichtet sind, als Medizinstudierende es kennen. Um den Zugang zu diesen Fächern, das Verfolgen einer Überblicksvorlesung und insbesondere die Vorbereitung auf ein Abschlusstestat zu erleichtern, werden in diesem Kurzlehrbuch die zentralen Wissensbestände in kompakter Form zusammengefasst. Das Anliegen der Querschnittsbereichs «Geschichte, Theorie, Ethik der Medizin» ist jedoch weniger die Vermittlung kognitiven Wissens als die Ermunterung zu Perspektivenwechsel und Reflexion; insofern möchte dieses Kurzlehrbuch auch die Lehrveranstaltungen entlasten und in der knapp bemessenen Zeit Raum für Nachdenken, Interpretieren und Argumentieren eröffnen.

Wer im historischen Teil einen permanenten Fortschritt, der zwangsläufig auf die heutige Medizin hinführt, und im Ethikteil Patentlösungen für schwierige Fälle erwartet, wird enttäuscht werden. Es gibt in jeder Epoche – auch heute – viele konkurrierende, verschwindende und wieder aufgegriffene, unvereinbare und miteinander kompatible, leistungsfähige und praktisch unbrauchbare Konzepte, aber im Ergebnis keinen Anlass zu Euphorie: Die medizinischen Perspektiven fürs 21. Jahrhundert, die die Erfüllung von Menschheitsträumen versprechen, sind problembeladen, und die Diskussionen um medizin- und bioethische Fragen zeugen von Verunsicherung und Vertrauensverlust.

Wenn der Wissenschaftsrat «Geschichte, Theorie, Ethik der Medizin» als Pflichtfach in der ärztlichen Approbationsordnung verankert wissen wollte, dann sollte dieser gesellschaftlichen Herausforderung Rechnung getragen werden. Die kritische Distanz zum eigenen Tun gehört in der Medizin zu den Kernkompetenzen; «Geschichte, Theorie, Ethik der Medizin» ermuntern dazu, das schon im Studium zu erproben.

Leipzig, im Januar 2008   Ortrun Riha

Teil 1

Theorie der Medizin

1 Medizintheoretische Grundlagen

- Was ist der Forschungsgegenstand der Medizintheorie?
- Welche medizinischen Konzepte und Ätiologien gibt es?
- Auf welchen erkenntnistheoretischen Vorannahmen beruhen diese Konzepte?
- Wie kommt die naturwissenschaftlich basierte Medizin (im Unterschied zu traditionellen Heilweisen) zu ihren Erkenntnissen?
- Was bedeutet *science of medicine*, was *art of medicine*?

1.1 Medizin als Anwendung von Arbeitshypothesen

Unter den verschiedenen Wissenschaften hat die Medizin einen besonderen Status: Sie ist keine (angewandte) Naturwissenschaft und gehört erst recht nicht zu den Geisteswissenschaften, auch wenn sie Elemente beider Wissenschaftsarten enthält. Wegen ihrer zweckhaften Ausrichtung auf die Behandlung jeweils eines bestimmten leidenden Menschen (*homo patiens*) wurde sie als Handlungswissenschaft bezeichnet. Als solche ist sie gekennzeichnet durch ständige Wechselwirkungen zwischen Theorie und Praxis sowie durch den Zwang zur Überprüfung der Erfolge und zur Rechtfertigung der Misserfolge. In der Handlungswissenschaft Medizin gilt «Wer heilt, hat recht», und tatsächlich ist es in gewissen Grenzen möglich, vordergründig empirisch und ohne theoretische Fundierung Medizin zu betreiben, wenn man das Prinzip von Versuch und Irrtum anwendet und ggf. mit statistischen Methoden kombiniert. Deshalb neigen viele Mediziner dazu, unkritisch das heutige Wissen und die gegenwärtige Praxis für das einzig Mögliche und «objektiv» Richtige zu halten. Die Medizintheorie dagegen betrachtet die aktuelle westliche Heilkunde als eine von vielen und als ein

Konglomerat aus verschiedenen Arbeitshypothesen und Modellen; sie interessiert sich dafür, wie und warum wir uns im «praktischen Vollzug» von «Wissenschaft» für bestimmte Optionen entscheiden und andere verwerfen. Medizintheorie beschreibt dabei auch das «Wissensdilemma», das darin besteht, dass nicht das gesamte zu einer Zeit grundsätzlich verfügbare Wissen im konkreten Fall auch tatsächlich zur Verfügung steht, sowie die «erkenntnistheoretische Kluft» zwischen biomedizinischem Grundlagenwissen und klinischem Handeln.

Die Theorie der Medizin besteht aus vier Gebieten: der Wissenschaftstheorie, der Praxistheorie, der Werttheorie sowie der Wissenschaftsforschung der Medizin. Die **Wissenschaftstheorie** der Medizin untersucht das ärztliche Erkennen, Forschen und Wissen unter logisch-analytischen, erkenntnistheoretischen und methodologischen Aspekten: Was ist eine medizinische Theorie, wie entsteht sie, wie wird sie begründet und widerlegt, was macht «Wissenschaftlichkeit» aus, was bedeutet «Erfahrung» usw.? Die **Praxistheorie** der Medizin befasst sich mit den logisch-analytischen, handlungstheoretischen und methodologischen Grundlagen des ärztlichen Handelns in seinem jeweiligen Kontext: Was ist Krankheit, was ist eine Diagnose, wie wird sie bestätigt, warum ist sie manchmal falsch, was ist ein diagnostischer Widerspruch, wie gelangt man vom Wissen zum Handeln usw.? Beide Richtungen lehnen sich teilweise in Fragestellung, Begrifflichkeit und Vorgehensweise an die Allgemeine Wissenschaftstheorie als ein etabliertes Teilgebiet der Philosophie an, wollen jedoch ihre Erkenntnisse für die Medizin konkret nutzbar machen (wenn auch bisher mit geringer Resonanz). Die **Werttheorie** der Medizin umfasst die Medizinische Ethik und Metaethik, wovon im dritten Teil dieses Lehrbuchs die Rede sein wird; die Deutungsoffenheit der grundlegenden, aber in der Medizin normativen Begriffe Gesundheit und Krankheit bildet hier eine wichtige Schnittstelle. Die **Wissenschaftsforschung** der Medizin untersucht empirisch die Entstehung des medizinischen Wissens sowie des diagnostischen und therapeutischen Vorgehens. Sofern die methodische Annäherung über historische Quellen erfolgt, schließt dies die Medizingeschichte ein.

Unter dieser Perspektive erscheint der Begriff «Krankheit» als ein soziales Phänomen mit Konstruktcharakter, das in einen bestimmten historischen Kontext eingebunden (Historizität), kulturabhängig und einem ständigen Wandel unterworfen ist. Das Gleiche gilt für die Akteure und das von ihnen erwartete Verhalten. Das medizinische Handeln lässt sich zu verschiedenen Zeiten und in verschiedenen kulturellen Kontexten auf die Umsetzung einer überschaubaren Zahl von Konzepten zurückführen, wobei der Wortbestandteil «Iatro-» die spezifisch medizinische Ausrichtung anzeigen soll (siehe **Tab. 1-1**).

Krankheiten können also sowohl auf Vorgänge im Inneren des Körpers zurückgeführt werden als auch auf äußere Einflüsse: Intrinsische Ursachen können vom Körper und seinen Strukturen bzw. organischen Funktionen ausgehen (Physikogenese), aber auch von der «Seele» mit Persönlichkeitsentwicklung, intellektueller, mentaler und affektiver Ausstattung (Psychogenese). Dazu kommen Faktoren des «Lebens» selbst, wie die bei unterschiedlichen Individuen unterschiedlich ausgeprägte «Lebenskraft», die Konstitution, die evolutionäre Entwicklung oder heute die geneti-

Tabelle 1-1: Medizinische Konzepte

naturalistische Konzepte	Mikrokosmos-Makrokosmos-Analogien, Iatroastrologie Viersäftelehre (Humoralpathologie), Iatrochemie Iatromechanik, Iatrophysik, Iatrotechnik Iatromathematik, Biomodelling Iatromorphologie dynamistische Konzepte
supranaturalistische Konzepte	Dämonologie Iatromagie Iatrotheologie
psychologisch-soziologische Konzepte	

sche Prädisposition. Die extrinsische Ätiologie umfasst Mitwelt (Soziogenese), Umwelt (Ökogenese) und ggf. auch die Welt des Übernatürlichen (Spiritugenese).

Alle vorgestellten Modelle basieren im Wesentlichen auf vier **Axiomen des Erkenntnisgewinns**, also auf Vorannahmen, die sich weder widerlegen noch beweisen lassen und die untereinander inkompatibel sind (epistemisches Dilemma):

■ Existenz von «übernatürlichen» (nicht messbaren, nicht «objektiv» nachweisbaren) Personen oder Kräften

■ Korrespondenz bzw. Analogie von Dingen oder Phänomenen

■ kausalgesetzlicher, mechanisch-deterministischer Ablauf natürlicher Prozesse

■ Möglichkeit des intersubjektiven Verstehens durch die Interpretation von Zeichen.

Das erste Axiom ist wegen der Unkalkulierbarkeit dieser Kräfte schlecht für Prognose und Therapieplanung, es eignet sich jedoch sehr gut für die (nachträgliche) Erklärung von Ereignissen und kann daher sinnstiftend wirken. Wegen seiner unmittelbaren Plausibilität hat das zweite Axiom eine lange Tradition: Nicht nur viele magische Praktiken, sondern auch die Viersäftelehre (Humoralpathologie), die Astromedizin mit ihren Mikrokosmos-Makrokosmos-Analogien, die Homöopathie, die traditionelle chinesische Medizin mit dem Gegensatzpaar Yin und Yang sowie der altindische Ayurveda beruhen auf diesem Grundsatz. Das dritte Axiom scheint das moderne, westliche Verständnis von Naturwissenschaft zu beschreiben, allerdings nur auf den ersten Blick. Spätestens seit Kant kommt ihm nur noch der Stellenwert einer statistisch begründbaren Arbeitshypothese zu, da man immer nur ein Nacheinander (*post hoc*), kein «Wegeneinander» (*propter hoc*) beobachten kann. Selbst im Bereich der exakten Naturwissenschaften gilt das Axiom heute nur noch in der Newton'schen Physik; für die Anwendung auf organische Vorgänge ist es wenig geeignet. Analytische Exaktheit und strikte Kausalität sind denn auch Forderungen, die seit der «antipositivistischen Wende» Mitte der 60er-Jahre für die Medizin nicht mehr erhoben werden. Das letzte Axiom findet sich nicht nur im divinatorisch-intuitiven Bereich von Wahrsagungen und Traumdeutung oder als Basis von Psychosomatik, Psychoanalyse und Psychotherapie, sondern beschreibt auch die meist implizit bleibende Vorgehensweise in der sonstigen Medizin, die sich somit als systematisiertes Zeichendeuten erweist, mit allen Gefahren der Zirkularität und der Fehlinterpretation, die damit verbunden sind. Eine Absicherung dieser schwankenden Grundlage geschieht durch Akkumulierung von Daten, die erst in «normal» und «pathologisch» getrennt und dann mittels komplexerer mathematischer Verfahren zu Krankheiten gruppiert werden.

Auf der Basis unterschiedlicher Axiome ergeben sich unterschiedliche methodische Herangehensweisen und damit auch unterschiedliche Bilder vom kranken Menschen (siehe **Tab. 1-2**). Die Subjektivität des Kranken spielt in der modernen, naturwissenschaftlich begründeten Medizin allenfalls eine untergeordnete Rolle, was im medizinethischen Kontext noch einmal zu diskutieren sein wird. Die Faszination, die für viele unzufriedene Patienten von der Komplementärmedizin ausgeht, liegt darin, dass dort keine derartige Divergenz von professioneller und laienhafter Deutung von «Zeichen» besteht. Außerdem kommt die Berücksichtigung der kulturgebundenen Symbolik und Metaphorik von Körperphänomenen und deren Bezeichnungen dem subjektiven Kausalbedürfnis vieler Menschen entgegen.

Ohne Zweifel beruhen die Erfolge der heutigen Medizin auf ihrer naturwissenschaftlichen Grundlegung und dem technischen Fortschritt (*science of medicine*), aber Krankheit und Gesundheit sind keine naturwissenschaftlichen Begriffe, sondern immer auch mit einer Wertung verbunden, die – jeweils an einem bestimmten historischen und kulturellen «Ort» – aus Wechselwirkungen zwischen Grundlagenwissenschaften, Medizin und Gesellschaft erwächst. Das Besondere der «Handlungswissenschaft» Medizin ist ferner, dass zu den Eigenschaften des «guten Arztes» mehr gehört als Fachwissen, Professionalität und sachbezogene Expertise. Dieses «Mehr» wird als «Kunstaspekt der Medizin» bezeichnet (*art of medicine*) und macht durchaus

Tabelle 1-2: Methodische Unterschiede

naturwissenschaftlich begründete Medizin	traditionelle Heilweisen, Komplementärmedizin
interpretierte Zeichen = Symptome	beschriebene Zeichen = Semiotik
Akkumulation zu Krankheiten, ggf. zu Syndromen = Diagnose	Akkumulation zu beschreibenden Bildern möglich, aber nicht unbedingt nötig
Rückschlüsse von gehäuften Einzelfällen auf allgemeine Prinzipien = Induktion	Anwendung von Vorannahmen/Axiomen auf den Einzelfall = Deduktion
Statistik, mathematische Modelle	Kasuistiken
Objektivierung, «evidence-based medicine»	subjektives Empfinden des Kranken

den naturwissenschaftlichen Ansatz zunichte, zum Beispiel weil in der Praxis deduktiv allgemeine Prinzipien auf den Einzelfall angewandt werden. Wie bei traditionellen Heilweisen wird der kranke Mensch als individueller Organismus gesehen, der ein situationsabhängiges Handeln erfordert und nicht immer von Standardisierungen profitiert. Es gibt keine Erfolgsgarantie und keine immer gleichen Krankheitsverläufe; der Arzt selbst wirkt durch sein Agieren als Droge und als mehr oder weniger präzises Instrument. Diese schwer lehr- und lernbaren Unwägbarkeiten, zu denen auch der «klinische Blick» gehört, lösen durchaus Unbehagen aus – bei Medizinern ebenso wie bei Medizinkritikern, aber das gilt wohl für die Medizintheorie insgesamt, die Begrifflichkeit, Strukturierung und Transparenz anbietet, aber dabei vermeintlich einfache Dinge erst richtig kompliziert macht.

1.2
Funktion und Funktionalisierbarkeit von Geschichte

Dass an der medizinischen Fakultät Medizingeschichte gelehrt wird, entspricht der Tradition der drei Hohen Fakultäten der mittelalterlichen Universität (siehe Kap. 3.3), die von Anfang an ihre eigene Fachgeschichte als Erkenntnisquelle betrieben haben – die Theologen als Kirchengeschichte, die Juristen als Rechtsgeschichte. Bis etwa in die Goethezeit erfüllte das Fach auch diese Aufgabe und vermittelte historische Erfahrungen und Konzeptionen als Teil des (weiterhin gültigen) medizinischen Wissensbestandes. Dies änderte sich ab Mitte des 19. Jahrhunderts mit der naturwissenschaftlichen Grundlegung der Medizin radikal (siehe Kap. 6.4): Unter den neuen Vorzeichen wurde das Alte obsolet und die Beschäftigung damit überflüssig. Für einige Jahrzehnte verschwand die Medizingeschichte deshalb fast völlig aus dem studentischen Unterricht und wurde allenfalls von Klinikern nebenbei angeboten oder außerhalb der Universität aus philologischem oder antiquarischem Interesse betrieben. Kontinuität bestand an der Universität Wien, wo nacheinander Romeo Seligmann (1808–1892) und Theodor Puschmann (1844–1899) eine Professur für Medizingeschichte wahrnahmen, jedoch erst Max Neuburger (1868–1955) erhielt ein eigenes Institut (1914). Auch Berlin verfügte über einen Lehrstuhl, den 1863 bis 1894 August Hirsch (1817–1894) innehatte, der dann aber bis 1930 vakant blieb.

Die Rückkehr des Faches an die Universitäten begann dennoch um die Jahrhundertwende, wenn auch langsam und unter anderen Vorzeichen: So bot zum Beispiel Friedrich Helfreich (1842–1927) ab 1896 in Würzburg regelmäßige Lehrveranstaltungen an, vor allem aber wurde 1905 **Karl Sudhoff** (1853–1938) auf eine neu eingerichtete Professur für Medizingeschichte an die Medizinische Fakultät der Universität Leipzig berufen, wo er 1906 das älteste medizinhistorische Institut der Welt gründen konnte. Die Funktion der Medizingeschichte hatte sich verändert: Innerhalb einer sich rasant verändernden Medizin sollte sie der Selbstvergewisserung dienen und über die Grenzen der Spezialdisziplinen hinweg ärztliche Identität stiften. Statt Brüche zu illustrieren, sollte die Geschichte ein zeitliches Kontinuum schaffen, in dem – der damaligen Fortschrittsbegeisterung wie auch der seinerzeitigen Lesart der Darwin'schen Evolutionslehre entsprechend – die gesamte Entwicklung zwangsläufig auf die Gegenwart hinsteuert und entsprechenden «Meilensteinen» ein Denkmal gesetzt wird (natürlich mit dem Hintergedanken, auf diese Weise auch ein eigenes Denkmal zu sichern). Da bereits um 1900 über die mangelnde Qualität der gymnasialen Ausbildung sowie über die einseitige fachliche Ausrichtung der Studierenden geklagt wurde, sollte Medizingeschichte auch Bildungsdefizite auffangen und als Gegengewicht zu dem herrschenden Positivismus, Szientismus und Materialismus (siehe Kap. 7.1) durch Heranführung an die traditionellen Werte der Heilkunde erzieherisch wirken.

Die Funktionalisierung der Geschichte als ideologische Deutungsinstanz der Gegenwart, vor allem unter den Aspekten der «historischen Notwendigkeit» («Bestimmung») und der nationalen bzw. «germanischen» Leistungsfähigkeit, spielte im Nationalsozialismus eine große Rolle (vgl. auch Kap. 7.2); auch Medizinhistoriker erlagen der Versuchung, eine Aufwertung ihres Faches durch Ideologienähe zu erreichen. In der DDR hatten die Geisteswissenschaften die Aufgabe, gesellschaftliche Entwicklungen zu interpretieren und ggf. durch Einflussnahme auf den akademischen Nachwuchs zu steuern, und so wurde die Medizingeschichte an den medizinischen Fakultäten zum Pflichtfach, das aus seiner Perspektive – und durchaus im Verbund mit Medizinethik – den omnipräsenten Fortschrittsgedanken stützen sollte.

Von der Idee einer kontinuierlichen Aufwärtsbewegung und Verbesserung der Medizin hat sich die Medizingeschichte jedoch seit Längerem verabschiedet: Der (teilweise wissenschaftlich verbrämte) Verlust der Humanität in den Jahren zwischen 1933 und 1945 wird als so tiefe Narbe wahrgenommen, dass eine harmonisierende Darstellung der Medizin des 20. Jahrhunderts kaum noch möglich erscheint. Dazu kommen die Technikdistanz und das Misstrauen gegen Autoritäten seit der 1968er-Bewegung, die die hierarchisch strukturierte Medizin besonders betreffen (vgl. Kap. 10.1, 10.2 und 11.1). Die *Hightech*-Medizin kann unglaublich viel mehr, als sich die Menschen noch vor 100 Jahren hätten träumen lassen, aber sie hat tragischerweise das Vertrauen des Publikums auf vielen Gebieten verloren. Insofern war es zu Beginn des neuen Jahrtausends eine zur Zeit passende Entscheidung des Wissenschaftsrats, Geschichte und Ethik der Medizin als Pflichtfach vermitteln zu lassen – nicht als Fortschrittsgeschichte, sondern mit Blick auf den Kontext, in dem Medizin stattfindet.

Das Hauptziel des Querschnittsbereichs «Geschichte, Theorie, Ethik der Medizin» liegt in der Vermittlung folgender **Einsichten** und **Erkenntnisse**:

Die Studierenden sollen:

- **sensibilisiert** werden für die historische, kulturelle und moralische Dimension ärztlichen Handelns

- ärztliches Selbstverständnis, Patientenerwartungen sowie herrschende Wertvorstellungen als historisch und soziokulturell geprägt und veränderbar erkennen (**Historizität**)

- erkennen, dass ärztliche Wahrnehmung und Erfahrung sowie ärztliches Handeln vom zeitgenössischen Wissensstand, von Konzepten und von Weltbildern abhängig war und ist

- erkennen, dass Vorstellungen von «**Normalität**» und die Rolle der Medizin in der Gesellschaft von wissenschaftlichen Konzepten, Weltbildern und Wertesystemen abhängig war und ist (**Relativität**)

- sich der Grenzen wissenschaftlicher Prinzipien, wie zum Beispiel Objektivität und Wertfreiheit, bewusst werden (**Epistemologie**)

- kritisch gegenüber dem Argument der «**Sachzwänge**» werden

- Krankheit als individuellen und mehrdimensionalen Prozess verstehen lernen

- sich klar werden, dass «Gesundheit» und «Krankheit» keine naturwissenschaftlichen Begriffe sind (**Anthropologie**)

- erkennen, dass es wegen der **Individualität** des kranken Menschen keine «ethischen Patentlösungen» gibt

- die Wechselwirkungen von Bewertung, Deutung und Umgang mit Krankheit mit jeweils herrschenden gesellschaftlichen, wirtschaftlichen und politischen **Interessen** erkennen

- die Unterscheidung von «sex» und «**gender**» sowie deren Bedeutung für die Medizin kennen

- in aktuellen politischen und medizinethischen Diskussionen **Funktionalisierung** und Funktionalisierbarkeit von Geschichte bzw. von historischen Ereignissen sowie die dahinter stehenden Absichten erkennen.

Im affektiven Bereich fördert der Querschnittsbereich folgende **Einstellungen** bzw. **Haltungen** (*attitudes*):

- Selbstreflexivität, Kenntnis der eigenen Grenzen (⇔ Historizität und Kontextualisierung ärztlichen Handelns)

- Selbstkritik (⇔ Sensibilisierung für historische und kulturelle Begrenztheit medizinischen Denkens und Handelns)

- Respekt, Toleranz, «Bescheidenheit», «Demut» (⇔ Relativität medizinischen Wissens)

- Neugier, Aufgeschlossenheit (⇔ Mehrdimensionalität des Krankheitsbegriffs und des ärztlichen Handelns)

- Einfühlungsvermögen, Mitgefühl (⇔ Perspektivenwechsel)

- wissenschaftliche Redlichkeit und Genauigkeit (⇔ kritisch-hermeneutischer Umgang mit Quellen)

- Authentizität, Wahrhaftigkeit, Bereitschaft zur Übernahme von Verantwortung ($\Leftrightarrow$ Begründung eines eigenen Standpunkts durch Kenntnis historischer und ethischer Argumente).

Teil 2

Geschichte der Medizin

2 Antike Medizin

- Welcher Mythos ist mit dem Heilgott Asklepios/Aeskulap verbunden?
- Was versteht man unter «theurgischer Medizin»?
- Welche philosophischen Einflüsse auf die Medizin gab es in der Antike?
- Wie entwickelten sich Elementen- und Qualitätenlehre?
- Was ist aus der Biografie des historischen Hippokrates bekannt?
- Wie kann man das «Corpus Hippocraticum» charakterisieren?
- Welche Themengruppen enthält das «Corpus Hippocraticum»?
- Welche Vorschriften des Hippokratischen Eides sind heute noch gültig?
- Was sind die wichtigsten Richtungen der hellenistischen Medizin?
- Wie lässt sich die Medizin in Rom beschreiben?
- Worin besteht die historische Bedeutung Galens von Pergamon?

2.1
Der Heilgott Asklepios

Im antiken Griechenland gab es mehrere Gottheiten, die bei körperlichen Beschwerden angerufen wurden. Demeter und ihre Tochter Persephone als Göttinnen der Fruchtbarkeit halfen bei unerfülltem Kinderwunsch, Hera und Artemis standen Frauen in Kindsnöten bei. Der Sonnengott Apollon war als Gott der Reinheit auch für die Befreiung von Krankheiten zuständig. Seit dem 5. Jahrhundert v. Chr. wurde jedoch vor allem **Asklepios** als Heilgott verehrt; seine fast 500 Kultstätten, von denen Kos und Epidauros die bekanntesten sind, verbreiteten sich über das ganze griechische Sprachgebiet und 293 v. Chr. wurde er unter dem Namen Aesculapius auch erfolgreich in Rom eingeführt und erwies sich für das frühe Christentum durchaus als ernst zu nehmende Konkurrenz.

Wahrscheinlich war Asklepios ursprünglich eine archaische Erdgottheit, worauf die Schlange hinweist, die ihn – um seinen Stab gewunden – stets begleitet. Nach dem Mythos war er jedoch ein Sohn des Apollon mit der sterblichen Koronis und ging bei dem weisen Kentauren Chiron in die Lehre. Aus seiner Ehe mit der Hebamme Epione gingen mehrere Kinder hervor, von denen seine Töchter Hygieia und Panakeia im «Hippokratischen Eid» erwähnt werden. Außer mit seiner großen Familie wird er oft auch zusammen mit kleinen «Dämonen» dargestellt, mit Kairos («rechter Augenblick») und Telesphoros («der das Ende bringt»). Seine besondere Heilbegabung missbrauchte er jedoch, indem er Tote erweckte, was einem Menschen nicht zusteht. Aus diesem Grund wurde er von Zeus mit einem Blitz erschlagen, auf Fürsprache seines Vaters hin jedoch in den Olymp aufgenommen.

Unter den vielfältigen Heilkulten der Antike nimmt der Asklepioskult eine besondere Stellung ein: Wundertätige Orte, zu denen Hilfesuchende pilgerten, wo man sich Reinigungsritualen unterziehen und Opfer bringen musste, wo es zu wundersamen Heilungen kam und wo aus Dankbarkeit Votivgaben deponiert wurden – davon gab es zahllose, meist allerdings nur mit regionaler Bedeutung. Eher selten und speziell mit der **theurgischen Medizin** des Asklepioskults assoziiert ist der **Tempelschlaf** (Inkubation), während dessen der Pilger durch den Gott ein **Traumorakel** erfuhr, das am nächsten Morgen durch die Priester gedeutet wurde und ggf. in eine Therapieempfehlung mündete. Besonders berühmt war die medizinische Beratung der Priester von Kos.

Ebenso wie der Asklepioskult und die anderen Heilkulte neben der aufkommenden «rationalen» Medizin weiter bestanden, hielt sich während der gesamten Antike auch die **Magie** als wichtiger Teil der Alltagsmedizin. Besonders Schutzamulette erfreuten sich großer Beliebtheit; die Ausgrabungen in Pompeij und Herkulaneum haben ferner gezeigt, dass kaum ein Haus auf eine Dämonenabwehr in Form obszöner Symbole verzichtet hat.

2.2
Die Anfänge der antiken Naturphilosophie

Der Beginn einer rationalen Erklärung der Welt ohne Rückgriff auf Mythen ging von einer heterogenen Gruppe von Naturphilosophen aus, die als **Vorsokratiker** zusammengefasst werden. Ein besonderes Anliegen war die Suche nach dem Urstoff (*arché*), auf den alles Seiende zurückgeführt werden kann. Der als Mathematiker und Erfinder bekannte Thales von Milet (* 635 oder 624 v. Chr.) schlug dafür das Wasser vor, sein Landsmann Anaximenes (ca. 580–525 v. Chr.) die Luft und Anaximander (* um 610 v. Chr.) das abstrakte «Unteilbare» (*apeiron*), aus dem bei Demokrit aus Abdera (* um 500 v. Chr.) das «Atom» werden sollte. Der für seine Aphorismen berühmte Heraklit (ca. 550–480 v. Chr.), der den Ausdruck vom «Krieg als Vater aller Dinge» prägte, favorisierte das Feuer, Xenophanes (* um 570 v. Chr.) brachte Erde und Wasser ins Spiel, aber was sich letztlich durchsetzte, waren die vier Elemente Feuer, Wasser, Luft und Erde nach Empedokles von Agrigent (492–432 v. Chr.). Das Voraussetzen eines ordnenden Prinzips (*nus* bei Anaxagoras [* um 500 v. Chr.], *logos* bei Heraklit) und das Denken in abstrakten Qualitäten (Anaxagoras) bzw. Gegensatzpaaren wie bei Heraklit, Empedokles («Liebe» und «Hass»), Anaximenes (warm-kalt, dicht-dünn) und insbesondere bei Alkmaion von Kroton (* um 540 v. Chr., warm-kalt, feucht-trocken) sollte das ganze abendländische Denken bestimmen. Für die Medizin wichtig war auch die Idee der Leben spendenden Wärme und vor allem der Körpersäfte (Galle, Blut, Schleim) bei Pythagoras (ca. 570–520 v. Chr.); dieser sah in der Mathematik den Schlüssel zu den Gesetzmäßigkeiten der Welt, vertrat eine Seelenwanderungslehre und soll auch einen geheimen Kult mit komplexen Speisevorschriften (z. B. Bohnenverbot) initiiert haben, in dessen Nähe manchmal der Hippokratische Eid gerückt wird. Einfluss auf das hippokratische Schrifttum hatten auch erkenntnistheoretische Überlegungen: Wenn man die Welt mit den Sinnen nicht «richtig» wahrnehmen kann, sieht es mit den diagnostischen Möglichkeiten schlecht aus. Besonders provokant waren die Eleaten Parmenides (* um 540 v. Chr.) und Zenon (* um 530), die das Seiende als ewig, unteilbar und vollkommen verstanden; es gibt demnach nur das Jetzt, keine Leere und keine Bewegung.

Unter den griechischen Philosophen dürften Sokrates (469–399 v. Chr.), Platon (429/7–349/8 v. Chr.) und Aristoteles (384–322 v. Chr.) die berühmtesten sein. Platons Ideenlehre, die den Abstrakta die wahre Realität zuschreibt, in der Idee des «höchsten Guten» gipfelt und die Welt der Sinne als Trugbild einstuft (Idealismus), hatte enormen Einfluss auf das frühe Christentum und dessen Blick auf die Natur. Aristoteles, der die Dinge der Welt als Verwirklichung ihres inneren Zwecks betrachtete (Teleologie), wirkte durch seine naturkundlichen Schriften auch auf die Medizin. Insbesondere seine (ordnungspolitisch gemeinte und rhetorisch zugespitzte) Lehre von der Minderwertigkeit der Frau wurde bis in die Moderne als misogynes Argument benutzt.

2.3
Hippokrates

Über das Leben des Hippokrates ist wenig bekannt. Die ältesten Zeugnisse stammen von Platon («Protagoras», um 385 v. Chr.; «Phaidros», um 365 v. Chr.) und Aristoteles («Politik», vor 347 v. Chr. und 335–323 v. Chr.), wo er als Beispiel für einen berühmten Arzt genannt wird; er stammte aus Kos, unterrichtete gegen Lehrgeld, legte einen Schwerpunkt auf Diätetik und kannte psychosomatische Bezüge. Erst viel spätere Biografen (wie Soran von Ephesus, um 100 n. Chr.) fügten ein genaues Geburts- und Sterbejahr (460/459–375 v. Chr.), genealogische Informationen und Anekdoten von sensationellen Taten hinzu.

Dass viele Schriften, die unter dem Namen Hippokrates' laufen, in ihrer Zuschreibung unsicher sind, wusste man bereits in der Antike. Die Textsammlung, die als

«**Corpus Hippocraticum**» bezeichnet wird und zwischen der Mitte des 5. und dem Anfang des 3. Jahrhunderts entstand, dürfte im 2. Jahrhundert v. Chr. als Bibliothek einer Ärzteschule in Alexandria zusammengestellt worden sein. Die über 60 Texte sind alle im jonischen Dialekt geschrieben, aber stilistisch und im Niveau unterschiedlich und enthalten teilweise widersprechende Aussagen. Charakteristisch für das «Ärztliche Denk-Kollektiv» sind die Ablehnung von Magie und theoretischer Philosophie sowie die Anwendung theoriegestützter Empirie, die Gesundheit als inneres Gleichgewicht und Krankheit als «Dyskrasie» der Körpersäfte auffasst.

Berühmt als Grundlegung der rationalen und beobachtenden, «typisch hippokratischen» Medizin sind vor allem die prognostischen, nosologischen (Aphorismen, «Epidemien», «Die heilige Krankheit» usw.) und diätetischen Schriften («Luft, Wasser und Orte», «Die Winde», «Die Nahrung» usw.). Mit dem Namen des Hippokrates ist ferner ein ethischer Anspruch verbunden, der in den deontologischen Schriften (Eid, «Die Kunst», «Der Arzt», «Das Gesetz») zum Ausdruck kommt. Die Textsammlung enthält jedoch auch methodologische, anatomische, physiologische, chirurgische und geburtshilflich-gynäkologische Schriften.

2.4
Der Hippokratische Eid

(1) Ich schwöre, Apollon, den Arzt, und Asklepios und Hygíeia und Panákeia und alle Götter und Göttinnen als Zeugen anrufend, dass ich nach meinem Vermögen und Urteil diesen Eid und diesen Vertrag erfüllen werde:

(2) Den, der mich diese Kunst lehrt, gleich zu achten meinen Eltern, und mit ihm den Lebensunterhalt zu teilen und ihn, falls er Not leidet, mitzuversorgen und seine Nachkommen gleich zu achten meinen Brüdern und sie, wenn sie es wünschen, diese Kunst zu lehren, ohne Entgelt und ohne Vertrag, sowie Anweisung und Vorlesung und jede sonstige Belehrung zu erteilen meinen Söhnen und denen meines Lehrers und den Schülern, die durch den Vertrag gebunden und vereidigt sind nach ärztlichem Brauch, sonst aber niemandem.

(3) Von diätetischen Maßnahmen werde ich Gebrauch machen zum Nutzen der Kranken nach meinem Vermögen und Urteil, außerdem Schaden und Unrecht fernhalten.

(4) Nie werde ich, auch auf eine Bitte hin nicht, ein tödlich wirkendes Mittel verabreichen oder einen entsprechenden Rat erteilen; gleichfalls werde ich keiner Frau ein fruchtabtreibendes Zäpfchen geben.

(5) Rein und integer werde ich mein Leben und meine Kunst bewahren.

(6) Ich werde nicht schneiden, auch nicht (jedenfalls nicht) diejenigen, die am Blasenstein leiden, sondern ich werde sie den Männern überlassen, die diese Tätigkeit ausüben.

(7) In wieviele Häuser ich auch hineingehe, ich werde eintreten zum Nutzen der Kranken, mich fernhaltend von vorsätzlichem Unrecht und jeder anderen Schädigung sowie von sexuellen Handlungen an Frauen und Männern, Freien und Sklaven.

(8) Was ich bei der Behandlung sehe oder höre oder außerhalb der Behandlung im Leben der Menschen: Was man nicht ausschwatzen darf, werde ich verschweigen, in der Überzeugung, dass derartige Dinge Geheimnisse sind.

(9) Wenn ich also diesen Eid erfülle und nicht verletze, möge mir im Leben und in der Kunst Erfolg beschieden sein, gerühmt bei allen Menschen bis in ewige Zeit; wenn ich ihn aber übertrete und meineidig werde, das Gegenteil davon.

Hippokrates selbst wird als Verfasser auszuschließen sein, obwohl die vermutliche Entstehungszeit des Textes in seine Lebenszeit fallen dürfte (um 400 v. Chr.); sein Name wird erst im 1. Jahrhundert n. Chr. mit «einem» Eid in Verbindung gebracht. Der älteste Überlieferungsträger mit diesem Eid-Text und einer Zuschreibung an Hippokrates ist ein auf etwa 300 n. Chr. zu datierender Papyrus, und der erste verlässliche Beleg dafür, dass er tatsächlich einmal geschworen wurde, stammt von der Universität Wittenberg aus dem Jahr 1508. Die Kombination von ethischen Regeln und Lehrvertrag ist einzigartig und die stilistische Qualität des Textes unbestreitbar hoch. Ob es sich aber um einen typischen, säkularen Verhaltenskodex für Ärzte handelt oder um pythagoräische Ausnahmeethik, ist umstritten, weil einige Passagen in der Deutung unklar sind.

Heute noch gültig sind die Prinzipien des Nutzens (*primum utilis esse, salus aegroti suprema lex, beneficence*) und der Schadensvermeidung (*primum nil nocere, nonmaleficence*), die Diskriminierung sexueller Übergriffe sowie die Schweigepflicht. Die Ablehnung des «fruchtabtreibenden Zäpfchens» (4) und das Schneideverbot (6) dürften Beispiele für mögliche iatrogene Schädigungen sein. Bei der Positionierung bezüglich ärztlich assistierten Suizids oder der aktiven Sterbehilfe sollte man bessere Argumente als Satz 4 benutzen, wo diese Begriffe nicht vorkommen; es könnte nämlich auch um ein Mordkomplott (als Beispiel für ein «Unrecht» nach Satz 3) gehen.

2.5
Hellenistische Medizin

Als Ort der größten antiken Bibliothek war Alexandria im 3. Jahrhundert v. Chr. auch ein Zentrum, wo medizinisches Wissen gepflegt wurde. Glaubt man den Quellen, so wurde dort die Gefäßnaht erprobt und auch die menschliche Anatomie und Physiologie erforscht; so sollen Herophilos von Chalkedon (um 300 v. Chr.) und Erasistratos von Keos (um 250 v. Chr.) ihre Erkenntnisse zu Herz- und Nervensystem auf der Basis von Vivisektionen gewonnen haben. Letzterer verband die Säfte- mit der konkurrierenden **Pneumalehre**, die von einem durch die Lungen aufgenommenen und im Körper zirkulierenden «luftartigen» Prinzip ausgeht; diese Überlegungen wurden bis ins 2. Jahrhundert n. Chr. immer wieder aufgegriffen, zunächst bei Athenaios von Attaleia (1. Jh. v. Chr.), aber auch noch bei Galen von Pergamon (2. Jh. n. Chr.). Auch die sogenannten **Methodiker** vermengten unterschiedliche Ansätze zu simplen Erklärungen auf der Basis der vorsokratischen Atomlehre.

Themison von Laodikeia (1. Jh. v. Chr.) unterschied zum Beispiel drei Spannungszustände der Körperporen als Krankheitsauslöser. Kein Wunder, dass Thessalos von Tralleis (1. Jh. n. Chr.) sich seiner kurzen Ausbildungszeiten für den Nachwuchs rühmen konnte! Daneben gab es seit dem 3. Jahrhundert v. Chr. die Richtung der **Empiriker**, die überhaupt jedes Theoretisieren strikt ablehnten, nur fremde und eigene Beobachtung sowie allenfalls den Analogieschluss akzeptierten und sich dementsprechend ganz auf die Therapie konzentrierten.

2.6
Medizin in Rom

Von einfachen Hausmitteln und Zauberei abgesehen, entwickelte sich in Rom keine eigene medizinische Richtung, obwohl bisweilen gegen den griechischen «Import» polemisiert wurde. Es gab eine Vielzahl von Spezialisten für unterschiedliche Gebiete oder Verfahren, wozu auch Frauenärztinnen bzw. Hebammen zu zählen sind; ein gynäkologisches Lehrbuch stammt von dem erwähnten Hippokrates-Biografen Soran. Unter den Autoren, die die Lehren Anderer zu Enzyklopädien zusammenfassten, ist vor allem Aulus Cornelius **Celsus** (1. Jh. n. Chr.) zu nennen, durch dessen 8-teilige Schrift «De medicina» wir einen guten Eindruck von Theorie und Praxis der hellenistischen und kaiserzeitlichen Heilkunde bekommen. Grundlage der Pharmakologie der folgenden Jahrhunderte wurde die umfassende Darstellung der *materia medica* des Pedanius **Dioskurides** aus Anazarba (um 70 n. Chr.), die schon im 6. Jahrhundert n. Chr. ins Lateinische übersetzt wurde.

Von größter Bedeutung für die gesamte abendländische Medizin bis an die Schwelle der Moderne wurde **Galen von Pergamon** (129 bis nach 200 n. Chr.), dem (oft auch fälschlich) rund 330 Werke zugeschrieben werden, einige davon sind nur auf Arabisch überliefert. Galen gilt als der Inbegriff des Arztphilosophen und als bedeutendster Hippokrates-Kommentator. Seine wichtigste Leistung war die Systematisierung der Viersäftelehre (Blut, Schleim, Gelbe und Schwarze Galle) mit den Qualitätenpaaren warm-kalt und feucht-trocken sowie ihre konsequente Anwendung in Konstitutionenlehre, Diätetik, Diagnostik (Harn, Puls) und Therapie (Aderlass, Schröpfen, Abführen, Erbrechen usw.). Grundlage seiner Physiologie war die Lehre von den drei Kochungen, von denen die *digestio prima* im Magen stattfindet und zu einer ersten Ausscheidung von Minderwertigem führt. Aus den wertvollen Anteilen entsteht zweitens in der Leber kontinuierlich das Blut, das durch das Herz verteilt wird; Ausscheidungsprodukt ist hier der Harn. Die letzte Verwertungsstufe findet in den peripheren Regionen statt, die das Blut verbrauchen und lediglich Schweiß absondern. Die anatomischen Grundlagen sind teils spekulativ (Herzporen), teils beruhen sie auf Untersuchungen von Tieren, denen Galen auch seine Kenntnisse über Gefäßversorgung, Nervenfunktion und Ureterenverlauf verdankte.

Über seine Biografie ist – von den zahlreichen selbstbewussten Selbstaussagen abgesehen – wenig bekannt. Nach einer philosophischen Schulung erfuhr er auch eine gründliche medizinische Ausbildung und war als Wanderarzt (und Forscher?) in Griechenland, Kleinasien und Ägypten tätig, bis er eine Stelle als Gladiatorenarzt in Pergamon annahm. 162 siedelte er nach Rom über, wo er aus der Oberschicht Zulauf erhielt, jedoch bei den Kollegen durch seine großspurige Art unbeliebt war. Wegen eines Seuchenausbruchs 166/167 kurz nach Pergamon zurückgekehrt, wurde er von Kaiser Mark Aurel als Leibarzt nach Rom zurückberufen, wo er seine Tätigkeit fortsetzte und bis zu seinem Tod blieb.

3 Medizin im Mittelalter

- ■ Wo und wie wurde im Frühmittelalter antikes Wissen tradiert und weiterentwickelt?
- ■ Wie ist der frühmittelalterliche Realitätsbegriff zu beschreiben?
- ■ Was sind die Besonderheiten der Medizin Hildegards von Bingen?
- ■ Welche Rolle spielte Byzanz/Konstantinopel bei der Bewahrung antiken Wissens?
- ■ Wie war das Verhältnis der islamischen Medizin zum antiken Wissen?
- ■ Was sind die Hauptwerke aus der islamischen Medizin?
- ■ Wie gelangte das arabische Wissen ins Abendland?
- ■ Wie sah der mittelalterliche Wissenschaftsbetrieb an der Universität aus?
- ■ Wie lässt sich das mittelalterliche Hospital charakterisieren?
- ■ Wie unterscheiden sich die Bewältigungsstrategien bei Aussatz und Pest?
- ■ Wie lässt sich das Konzept der Viersäftelehre beschreiben?
- ■ Welche externen Krankheitsursachen zog die mittelalterliche Medizin in Betracht?
- ■ Welche magischen Verfahren wurden in der mittelalterlichen Heilkunde angewandt?

3.1
Die «Mönchsmedizin» des Frühmittelalters

Nach dem Zerfall des römischen Imperiums und in den Wirren der Völkerwanderungszeit hielten sich nur wenige kulturelle Inseln, in denen antikes Wissen gepflegt und ggf. der christlichen Weltsicht angepasst wurde. Dem vornehmen Römer Kassiodor (485–580), der sich im Alter ins Kloster Monte Cassino (gegr. 529) zurückzog und mit Übersetzungen aus dem Griechischen beschäftigte, verdankte das Mittelalter beispielsweise seine Kenntnis des Dioskurides sowie einiger Schriften von

Hippokrates und Galen. Träger des Wissens waren in der Regel gebildete (latein- und schreibkundige) Geistliche, deren Anliegen eher das Seelenheil als Naturforschung war; dennoch verbanden gelehrte Kleriker, wie der Bischof Isidor von Sevilla (570–636) oder die Äbte Beda Venerabilis (674–735) aus Wearmouth und Hrabanus Maurus (777–856) aus Fulda, ihre theologisch-philosophischen Themen durchaus mit lebensweltlichen Bezügen. Die kreative Verbindung von «Naturwissen» und Glaubenserziehung zeigt insbesondere der spätantike «Physiologus», eine Darstellung der Tierwelt, die Erfahrung und Sagenhaftes einerseits mit seelsorgerischer Interpretation anderseits verbindet und eine wichtige Quelle der mittelalterlichen Ikonographie wurde. Hierher gehört auch die ausgefeilte Zahlensymbolik, bei der die Drei als Zahl Gottes, die Vier als Zahl der Welt, die Sieben und die Zwölf in unserer Kultur noch immer von besonderer Bedeutung sind.

Die Ordensregel des Hl. Benedikt von Nursia (480–547) lässt eine relativ bildungsfeindliche Einstellung des frühen Mönchtums erkennen. Da jedoch gerade bei der mageren Kost und dem anstrengenden Tagesrhythmus die Verhütung von Krankheiten durch zuträgliche Ernährung wichtig und die Fürsorge für kranke Mitbrüder ins Klosterleben integriert war, gehören Pflanzenbeschreibungen (wie der auf der Reichenau entstandene «Hortulus» des Walahfrid Strabo, 808–849) und Rezeptsammlungen (wie das «Lorscher Arzneibuch», um 800) zu den frühesten Beispielen der Fachliteratur.

Die frühmittelalterliche Herangehensweise an die Dinge und Phänomene der Welt lehnt sich an die Bibelhermeneutik an und ist charakterisiert durch

- das Vertrauen in Autoritäten der Vergangenheit

- das Vertrauen in die biblische Sprache Latein als Wahrheitsgarant

- das Vertrauen in die Ordnung der Welt (*kosmos*, *ordo*)

- das Denken in Allegorien, Signaturen und Typen: Eine Sache ist nie nur sie selbst, sondern verweist stets auch auf Anderes.

- Misstrauen gegenüber der Beweiskraft eines Einzelfalls

- deduktive Argumentation, die die Ausgangsthese bzw. das Modell als unzweifelhaft gegeben betrachtet.

Noch bei der mystisch begabten Äbtissin **Hildegard von Bingen** (1098–1179) wird eine vergleichbare Durchdringung von heilkundlichem Wissen und seelsorgerischem Anliegen sichtbar. Ein zentraler Begriff in ihren beiden medizinischen Schriften «Causae et curae» und «Physica» ist *viriditas* («Grünkraft»), die gleichzeitig die Kraft zum Gesundmachen (bei Drogen), zum Gesundwerden und zu ethischer Bewährung (bei Patienten) umfasst.

3.2
Kulturtransfer im mediterranen Raum

Eine Schlüsselrolle bei der Weitergabe antiken Wissens spielte **Byzanz** (ab 330 Konstantinopel). Während im westlichen Abendland die griechische Sprachkompetenz, von kleinen Regionen abgesehen, mit dem Untergang Roms verschwand, verstand sich das oströmische Reich (395–1453) als Erbe und Bewahrer dieser Tradition. Bis zur Eroberung Alexandrias (642) orientierte sich die Medizin stark an dort tradierten hellenistischen Konzepten. Umfangreiche Zusammenstellungen des heilkundlichen, besonders therapeutischen Wissens stammen von Oribasios aus Pergamon (um 325–400), Aetios von Amida (um 480–556), Alexander von Tralleis (um 525–600) und Paulos von Aegina (um 600–650), wobei Letzterer auch über beachtliche chirurgische Kenntnisse verfügte. Ab dem späten 7. Jahrhundert lag das «Forschungszentrum» in Konstantinopel selbst, wo es neben Bibliotheken auch stationäre Einrichtungen für Kranke (Nosokomien) gab, die eine intensive Ausbildung am Krankenbett ermöglichten, wie sie zum Beispiel bei der ausdifferenzierten Pulsdiagnostik nötig ist. Ein bedeutendes Werk aus dem 11. Jahrhundert ist die medizinische Enzyklopädie des Michael Psellos (um 1018–1097), die auch arabische Einflüsse aufweist. Den Stand der Therapie im 13. Jahrhundert kennen wir durch Nikolaus Myrepsos und Johannes Aktuarios.

Eine Schlüsselrolle bei der Vermittlung des griechischen Wissens spielte der **islamische Kulturkreis**. Wegen der ausgefeilten Regeln zur Lebensführung, die der Prophet Mohammed (ca. 570–632) formulierte, ergaben sich problemlos Anknüpfungspunkte an die ebenso umfassende antike Diätetik. Die *sex res non naturales* (Speise und Trank, Bewegung und Ruhe, Schlafen und Wachen, Füllung und Entleerung, Umgebung, Gemütsbewegungen) sollten in vielen späteren Grundlagenwerken strukturbildend werden, so im «Liber regius ad Almansorem» des Rhazes (ca. 865–932), in dem auch exanthematöse Kinderkrankheiten beschrieben werden, in der «Pantechne» des Haly Abbas (gest. 994) und bei Avenzoar (gest. 1162), der die Krätzemilbe erstmals erwähnt.

Aufgrund des hohen Stellenwerts des Wissens in der arabischen Kultur bestand jedoch darüber hinaus ein großes Interesse an griechischer Medizin, Naturkunde und Philosophie (besonders Aristoteles) allgemein. Eine gewisse Vermittlerrolle mag die christliche Sekte der Nestorianer (ab 600) gespielt haben, die im oströmischen Reich, Syrien und Persien verbreitet war und deren oft mehrsprachige Mitglieder als Übersetzer fungieren konnten. Ab etwa 800 finden sich arabische Übersetzerzentren in Bagdad, Damaskus, Antiochia, Basra und Kairo, deren bedeutendste Leistung die Übertragung Galens gewesen sein dürfte. Von Hunain ibn Ishaq, genannt Johannitius (809 bis ca. 877), stammt eine übersichtliche und deshalb sehr beliebte «Einführung» («Isagoge») in dieses riesige Oeuvre, die seit dem Anfang des 12. Jahrhundert auch im Abendland bekannt war.

Auf der Basis der galenischen Viersäftelehre entstanden zahlreiche Kompilationen und Bearbeitungen, aber auch eigenständige Werke, von denen die Monografie zur

Harnschau («Liber de urinis») des Isaak Judaeus (ca. 860–950) und vor allem der «Canon medicinae» des Persers Ibn Sina, genannt **Avicenna** (980–1037), auch die westliche Medizin für Jahrhunderte prägten. Unter den chirurgischen Autoren gelang nur Albucasis (gest. 1013) der Sprung in den anderen Kulturkreis.

Die im ganzen Mittelalter berühmte Medizinschule (*civitas Hippocratica*) von **Salerno** entstand wohl um 900; die auf das süditalienische Vielvölkergemisch und die weltoffenen Handelsbeziehungen abhebende Gründungslegende spricht von vier beteiligten «Meistern», die die vier Wissenschaftssprachen Latein (Salernus), Griechisch (Pontus), Hebräisch (Elinus) und Arabisch (Adela/Abdallah) repräsentieren. Auch Frauen sollen an der Lehre beteiligt gewesen sein, wie zum Beispiel die schöne Trotula, angebliche Verfasserin einer gynäkologisch-kosmetischen Schrift. Der produktivste Übersetzer war **Konstantin von Afrika** (1018–1087), dem eine Textsammlung zugeschrieben wird, die unter dem Namen «Articella» die wichtigsten Themenfelder der mittelalterlichen Medizin umfasst. Unter den typisch salernitanischen Schriften ragt das «Antidotarium Nicolai» hervor, eine Rezeptsammlung, an der sich bis in die Neuzeit die medikamentöse Therapie orientierte.

Von Unteritalien gingen auch zwei frühe (und vergebliche) Versuche einer Verbesserung und Standardisierung der ärztlichen Ausbildung aus: 1140 erließ Roger II. von Sizilien ein Prüfungsreglement, das einen mehrjährigen Vorlesungsbesuch und ein Examen in Salerno als «Gütesiegel» für Ärzte verlangte. Das «Edikt von Salerno» Friedrichs II. (1240) forderte sogar ein achtjähriges Studium mit nachfolgendem «Praxisjahr»; das Dokument grenzt außerdem erstmals die Berufe des Arztes und des Apothekers voneinander ab.

Auf der iberischen Halbinsel prallten die beiden Kulturen des Islam und des Christentums in direkter Nachbarschaft keineswegs konfliktfrei aufeinander. Dennoch kam es an dieser Nahtstelle unter günstigen Umständen auch zu konstruktiven Kontakten: Da der Islam die jüdischen Gemeinden eher tolerierte als es die christliche Seite tat, konnten sich dort Gelehrte wie der berühmte Rechtsphilosoph, Theologe und Arzt Moses Maimonides (1135–1204) aus Cordoba entfalten. Für Europas Medizin- und Wissenschaftsgeschichte bedeutsam wurde die Übersetzerschule von **Toledo** um **Gerhard von Cremona** (1134–1187), die eine Vielzahl arabischer Schriften ins Lateinische übertrug. Auf diesem Weg gelangte auch Aristoteles gegen 1240 wieder ins Bewusstsein der Philosophie zurück, fast gleichzeitig mit den Kommentaren des Averroes (1126–1198).

3.3
Die mittelalterliche Universität

Der wissenschaftliche Aufbruch im 12. Jahrhundert kam nicht von ungefähr, sondern steht in Zusammenhang mit einer allgemeinen Tendenz zum Zurückdrängen theologischer Deutungsmuster und einem dezidierten Weltbezug des Wissens sowie mit dem Aufkommen einer Laienkultur. Im Zeitalter der Staufer wurde höfische Kultur gekonnt inszeniert, es entstanden die romanischen Kaiserdome in Speyer, Worms und Mainz sowie die ersten gotischen Kathedralen in der Ile de France. Die Kreuzzüge förderten die Bewunderung für die arabische Kultur mit ihrer Prachtentfaltung und städtischen Infrastruktur ebenso wie den selbstorganisierten Zusammenschluss von Laien (z. B. in Ritterorden) zur Lösung sozialer und medizinischer Aufgaben.

Das sich rapide erweiternde Wissen verlangte nach einer institutionellen Vermittlung, wie sie die auf klerikalen Nachwuchs ausgelegten Kathedralschulen nicht bieten konnten, auch wenn zum Beispiel die Schule von Chartres die neuen naturphilosophischen Ideen aufgriff und selbstständig weiterentwickelte. Innerhalb weniger Jahrzehnte entstand in ganz Europa deshalb ein neuer Typ der Bildungseinrichtung, der als *universitas litterarum* alle Wissenschaftsgebiete einschloss und als *universitas magistrorum et scholarium* eine hierarchisch strukturierte Einheit aus Lehrenden und Lernenden mit eigenen Regeln und Rechten darstellte: Den Anfang machten, als Zentren der Rechtswissenschaften beginnend, Parma (1065) und Bologna (1088), gefolgt von Paris (1150), Oxford (1167) und Modena (1175).

Die nach den sieben *artes liberales* benannte «Artistenfakultät» bot ein Grundstudium an, das aus dem *trivium* mit Lateinunterricht (Grammatik), Rhetorik und Schulung in philosophischer Argumentation (Dialektik) sowie aus dem *quadrivium* mit Arithmetik, Geometrie, Astronomie (einschließlich Astrologie) und Musik(wissenschaft) bestand und mit dem Titel eines Baccalaureus abgeschlossen wurde. Aufbauend konnte man dann die drei höheren Fakultäten (Theologie, Jurisprudenz und Medizin) besuchen und den Magister- oder Doktorgrad erwerben, wobei ein Wechsel zwischen den Fächern und von Ort zu Ort möglich und üblich war.

Ebenso verschieden wie die philosophischen und theologischen Meinungen war die Wertschätzung der einzelnen Fächer. Mancherorts eskalierte der Fakultätenstreit bis hin zu Gewalttätigkeiten, ging es doch um Karriere, Befugnisse und Einkünfte. Während in Italien, später auch in Spanien und Südfrankreich die Chirurgie an den Universitäten gelehrt wurde und Wundärzte zu Vorlesungen nicht nur zugelassen, sondern bisweilen sogar verpflichtet waren, dominierten in Paris die Theologen; die dortige Medizin war stolz auf ihre theoretische und dadurch überhaupt «wissenschaftliche» Ausbildung und betrachtete die Chirurgie gern als nachgeordnetes Handwerk. Dieses polemisch vorgetragene Selbstverständnis zusammen mit der Fixierung auf einen starren Kanon von autoritativen Schriften und der scholastischen Diskurstechnik (These – Antithese – Synthese) als Mittel des Erkenntnisgewinns trug zum schlechten «Image» der mittelalterlichen Medizin wesentlich bei; der moderne Mensch kann mit den bis in kleinste Details differenzierenden *quaestiones*, *disputationes* und «Summen» nichts mehr anfangen.

Dabei wird bisweilen übersehen, dass medizinische Zentren, wie vor allem **Montpellier**, sich keineswegs nur auf Konservierung von Bekanntem verlegten, sondern das Wissen auch praxisorientiert und fallbezogen weiterentwickelten. Hierher gehören Gilbertus Anglicus (gest. um 1250), Petrus Hispanus (um 1215–1277), der es sogar bis zum Papst brachte, Arnald von Villanova (1238–1311), Bernhard von Gordon (gest. 1318) und John von Gaddesden (1280–1361).

3.4
Das Hospital

Die zweite typisch mittelalterliche Institution ist das Hospital. Zwar hat es durchaus Vorgänger bzw. Parallelen in antiken Veteranenheimen, klösterlichen Krankenstationen und byzantinischen Pilgerunterkünften (Xenodochien) oder Einrichtungen für arme Kranke (Nosokomien), doch besitzt es besondere Charakteristika: Diese betreffen zunächst die **Insassen**, bei denen es sich um Hilfsbedürftige im weitesten Sinn handelte, so wie das mittelhochdeutsche Wort *kranc* «schwach» bedeutet. Dies können Reisende oder örtliche Obdachlose sein, Arme, Alte, Gebrechliche und eben auch Kranke; Aufnahmevoraussetzung war stets, dass es kein stützendes familiäres Umfeld gab und dass die Betreffenden sich nicht selbst helfen konnten. Bisweilen wurden auch mittellose Schwangere und Waisenkinder aufgenommen; ab dem Spätmittelalter finden sich auch Arbeitsscheue und Kleinkriminelle unter den Bewohnern, was vielerorts die Frage nach den «würdigen Armen» aufwarf.

Die **Finanzierung** der Hospitäler war ebenso vielfältig. Als Träger kamen die Kirche (Papst, Bischöfe, Klöster, Orden) infrage, aber auch Ritterorden, Laien-Bruderschaften, der Landesherr, Städte, bürgerliche Stiftungen oder Landsmannschaften. Am Anfang stand eine Stiftung für das Gebäude und Liegenschaften, aus deren Ertrag sich das Hospital dann selbst finanzieren musste. Weitere Einnahmen konnten durch die Übernahme kleiner Arbeitsaufträge erzielt werden, durch Zustiftungen, durch privilegierte Bettellizenzen sowie durch die Zuwendungen wohlhabender Alterspfründner, die Haus und Hof für die Erben räumen und im Alter versorgt sein wollten und sich deshalb in Spitälern einkauften.

Das Leben im Hospital war zwar durch die Sicherung der Grundbedürfnisse nicht unattraktiv, aber es folgte strengen Regeln, die sich an der mönchischen Tagesstruktur orientierten; sogar eine gemeinsame Tracht wurde manchmal getragen. Die wichtigste **Funktion** des mittelalterlichen Hospitals war nämlich die Sicherung des Seelenheils, für die Insassen zum einen, vor allem aber für die Stifter. Ein Hospital war Denkmal praktizierter Nächstenliebe und Barmherzigkeit und diese *memoria* hatten die Bewohner in Gebet und Gottesdienst aufrecht zu erhalten. Der Gedanke sozialer Verantwortung im Rahmen öffentlicher Wohlfahrt und der institutionellen Isolierung unliebsamer Randgruppen taucht dagegen erst in der Neuzeit auf.

3.5
Seuchen

Die Beobachtung, dass manche Krankheiten viele Personen fast gleichzeitig befallen können, stammt nicht erst aus dem Mittelalter; das Wort «Pest» (lat. *pestis*) bedeutet ursprünglich allerdings nur «Seuche». Seit der Antike gab es vor allem zwei Erklärungen: Die **Miasmatheorie** ging von schädlichen Ausdünstungen aus, deren «Gift» mit der Atemluft aufgenommen wird. Für den **Schwarzen Tod** von 1348 mit seiner rasanten Ausbreitung war dies ein gut geeignetes Modell («Pesthauch»); die tödlichen Dämpfe sollten infolge eines starken Erdbebens dem Boden entwichen sein. Als Gegenmittel empfahlen sich Räucherungen sowie Mund- und Nasenschutz. Daneben hielt man jedoch auch die Übertragung eines Krankheitsstoffs von Mensch zu Mensch für möglich (**Kontagienlehre**), woraus sich Maßnahmen, wie eine Absonderung von Kranken, die schnelle Beseitigung der Leichen, eine Vermeidung größerer Menschenansammlungen und Quarantäne erklären – alles neuartige Aufgaben, die die Strukturierung und Organisation des städtischen Gemeinwesens vor allem in Italien wesentlich beförderten. Wegen der unerhörten, geradezu «kosmischen» Ausmaße der Katastrophe dachte man zusätzlich an eine fatale Sternenkonstellation; demgegenüber wurden die Theorien von einem göttlichen Strafgericht oder von Brunnenvergiftungen schnell als unglaubwürdig verworfen.

Der **Aussatz** gilt als «die» mittelalterliche Krankheit schlechthin: In Griechenland und Rom unbekannt, in der Neuzeit aus Europa fast verschwunden, stellte er im Mittelalter eine große medizinische, seelsorgerliche und auch institutionelle Herausforderung dar. Da man Angst vor den teilweise grässlich entstellten Kranken hatte, bot man ihnen außerhalb der Städte Unterkünfte in Leprosorien an, einer Sonderform des Hospitals; die meisten Kranken lebten jedoch in der Wildnis oder waren auf den Straßen unterwegs. Nicht alle auf diese Weise «Ausgesetzten» dürften an Lepra gelitten haben, die nicht immer leicht zu diagnostizieren ist: Gute Treffsicherheit brachten zum Beispiel die Sing- (Kehlkopfbefall) und Daumenballenprobe (Muskelatrophien), die Inspektion von Haut und Schleimhäuten sowie eine Prüfung der Sensibilität. Die Untersuchung des Bluts auf Zeichen der krankheitsauslösenden «Überhitzung» und «Austrocknung» dagegen entsprach zwar dem damaligen Verständnis von «Wissenschaftlichkeit» und «Experiment», nach Schlacken zu fahnden (Seihprobe) oder gar ein Ei darin kochen zu wollen, mutet heute jedoch merkwürdig an.

3.6
Die Nosologie der mittelalterlichen Medizin

In der mittelalterlichen Medizin werden also sowohl extrinsische als auch intrinsische Krankheitsursachen ins Kalkül genommen; einige davon entziehen sich menschlichem Einfluss, anderen kann man therapeutisch entgegentreten. Im Wesentlichen lassen sich folgende **äußere Auslöser** beschreiben:

- «Gift», giftige Krankheitsstoffe (Miasma bzw. Kontagium)
- Diätfehler, Fehlverhalten, ungesunde Gewohnheiten
- Wetter, klimatische Einflüsse, «Umwelt»
- Jahreszeit, Monat, Wochentag

- Sternbilder, Planeten, Mond
- Magie (Schadenzauber).

Als **innere Faktoren** kommen in Betracht:

- körperliche Konstitution, «Natur» des Menschen (*habitus*)
- Lebensalter
- Geschlecht
- Temperament
- Störung der vier Körpersäfte (Humoralpathologie): Gleichgewichtsstörung (Dyskrasie) oder Bildung pathologischer Substanzen, Schlacken usw. (*materia peccans*)
- Organstörung
- fehlgeleitete Affekte, «Fehlhaltungen».

Das der Humoralpathologie zu Grunde liegende Viererschema Galens wurde im Mittelalter wesentlich erweitert und stellt sich nun mit vielfältigen biografischen und kosmologischen Vernetzungen dar (siehe **Tab. 3-1**). Da sämtliche Dinge der Welt durch je zwei mehr oder weniger ausgeprägte Primärqualitäten gekennzeichnet sind, ergeben sich diagnostische, diätetische und therapeutische Konsequenzen, wie sie bereits bei Galen angedeutet sind: Äußerer Aspekt und Charakter, die Beschaffenheit des Harns, des Bluts und des Pulses sowie die konkreten Beschwerden und Krankheitszeichen führen zu einem individuellen «Bild». Durch Medikamente und Speisenauswahl muss nun der Arzt versuchen, einen genau auf den Patienten abgestimmten Ausgleich zu schaffen («heiße» Drogen gegen «kalte» Zustände, «feuchte» gegen «trockene» usw.) und damit die Gesundheit wieder herzustellen, wobei aber die Faktoren, die seinem Zugriff entzogen sind (wie die Gestirne oder das Wetter), ebenfalls einbezogen werden müssen. Bleibt der Erfolg aus, war entweder die Krankheit selbst oder ein äußerer Einfluss zu stark. Dieses System ist somit nicht falsifizierbar und erscheint deshalb heute als «unwissenschaftlich».

3.7
Chirurgie im Mittelalter

Die mittelalterliche Chirurgie war relativ «konservativ» eingestellt und beschränkte sich weitgehend auf die Wundbehandlung und das mehr oder weniger erfolgreiche Einrichten von Verrenkungen und Frakturen. An kleineren Eingriffen sind vor allem Aderlass und Schröpfen sowie das Eröffnen von Abszessen zu nennen. Diese Dienstleistungen boten auch Bader und Barbiere an; praktische Kompetenz und theoretische Grundkenntnisse mussten in einer Prüfung nachgewiesen werden. An große

Tabelle 3-1: Das Viererschema der Humoralpathologie

Primärqualitäten	warm + feucht	warm + trocken	kalt + feucht	kalt + trocken
Elemente	Luft	Feuer	Wasser	Erde
Körpersäfte	Blut	Gelbe Galle	Schleim	Schwarze Galle
Temperamente	Sanguiniker	Choleriker	Phlegmatiker	Melancholiker
Farben	rot	gelb	weiß	schwarz
Geschmack	süß	bitter	salzig	sauer
Himmelsrichtung	Osten	Süden	Norden	Westen
Tageszeit	Morgen	Mittag	Nacht	Abend
Jahreszeit	Frühling	Sommer	Winter	Herbst
Geschlecht		Mann	Frau	
Lebensalter	Jugend	Erwachsenen-alter (des Mannes)	Kindesalter	Greisenalter
Planeten	Sonne, Jupiter	Mars	Mond, Venus	Merkur, Saturn
Metalle	Gold, Kupfer	Eisen	Silber, Zinn	Quecksilber, Blei
Organe, Körperteile	Herz, Mund, Augen; Leber, Lunge, Rippen	Galle, männliche Geschlechts-organe	Hirn, Magen/ Darm; Lippen, weibliche Geschlechts-organe	Zunge, Hände; Milz, Knochen

Operationen, etwa Amputationen, wagte man sich nur im äußersten Notfall, und heroische Eingriffe, wie etwa die Darmnaht, gehören ins Reich der Legende, ebenso die Behauptung, man habe Wunden mit siedendem Öl ausgegossen. Sagenumwoben sind auch die narkotisierenden «Schlafschwämme», die schon im 12. Jahrhundert erwähnt werden, von denen aber jeder Anwendungsnachweis fehlt.

Die berühmtesten Chirurgen stammen zunächst aus Italien: Von Roger Frugardi (vor 1140 bis gegen 1195) wissen wir nur durch das Zeugnis seiner Schüler Guido d'Arezzo und Roland von Parma (gest. um 1240); sein «Rotes Pulver» fehlt jahrhundertelang in keinem chirurgischen Text. Hugo Borgognoni aus Lucca (wohl um 1165 bis vor 1258) schaffte es angeblich durch Weinverbände, Wunden ohne Eiterung heilen zu lassen, wie sein berühmtester Sohn Teoderico (1208–1298), ebenfalls Chirurg, obwohl Geistlicher, berichtet. Zur gleichen Generation gehören Bruno von Longoburgo (* um 1200 oder 1214) aus Kalabrien, der als einer der Ersten die Chirurgie des Albucasis verwendete, und Wilhelm von Saliceto (nach 1210 bis um 1280), der Jan Yperman (1260–1330), Lanfrank von Mailand (um 1245 bis vor 1306) und Heinrich von Mondeville (um 1260 bis ca. 1320) prägte. Die beiden Letztgenannten erreichten sogar durch ihre Bildung die Anerkennung der Pariser Universität. Mitte des 13. Jahrhunderts studierte dort auch Ortolf von Baierland, der gleichfalls als Chirurg arbeitete und sein Wissen in der Landessprache weitergab; sein Arzneibuch gehört zu den erfolgreichsten medizinischen Texten des Mittelalters. Unter den französischen Chirurgen ist **Guy de Chauliac** (gest. 1368) der bekannteste; er war Geistlicher und Leibarzt der Päpste in Avignon, erlebte dort die Pestjahre 1348 und 1360 und verfasste mit seiner «Chirurgia magna» eine kundige Zusammenstellung des damaligen wundärztlichen Wissens, auf die noch Hans von Gersdorf (um 1455–1529) zurückgriff. Unter den deutschen Chirurgen ist schließlich der erfahrene Kriegschirurg Heinrich von Pfalzpeint (nach 1400 bis vor 1465) zu nennen, weil ihm manchmal fälschlich eine Nasenersatzplastik und der Einsatz von Narkosemitteln zugeschrieben wird.

3.8
Magie

Außer dem «allopathischen» (auf Ausgleich mittels Gegensätzen beruhendem) Herangehen finden sich in der mittelalterlichen Medizin auch «homöopathische» (auf Ähnlichkeiten und Analogien setzende) Elemente. Demnach sollten äußere Eigenschaften einer Droge Rückschlüsse auf ihre Wirkung erlauben (**Signaturenlehre**), und viele Indikationen verdanken sich einer Übertragung von einem Körpersystem auf ein anderes (was z. B. abführend wirkt, treibt auch tote Föten aus oder hilft gegen Steinleiden). Ohne dass den Zeitgenossen dies bewusst geworden wäre, ist dies die Anwendung des magischen Verfahrens der **Similemagie**. Die Ähnlichkeiten können in Farbe (Rot hat natürlich mit Blut zu tun), Namen und Formen bestehen oder sich auf Handlungen beziehen; viele prognostische Texte nutzen mantische Verfahren als Genesungsproben.

Das Anrufen übernatürlicher Mächte (Teufel, Dämonen) spielt kaum eine Rolle, wohl aber ein zweiter Magietyp, die **Singularitätsmagie**, die auf Seltenheit, Geheimnis, Unheimlichkeit oder besonderen Wert einer Droge oder eines Verfahrens setzt: Hierher gehören Zauberformeln und Wunderdrogen ebenso wie die den Edelsteinen zugeschriebenen Kräfte. Kurzum: Im Mittelalter ist Zauberei omnipräsent, spielt gerade im Bereich von Gesundheit und Krankheit eine große Rolle und lässt sich von der «wissenschaftlichen» Medizin nicht abgrenzen. Die Tünche des zaubereifeindlichen Christentums war demgegenüber dünn.

4 Die Medizin der frühen Neuzeit

- Was bedeutet der Begriff «Renaissance» und inwiefern trifft er für die Medizin zu?
- Welche Merkmale charakterisieren Paracelsus als Person des Übergangs zwischen zwei Epochen?
- Wie gestaltete sich der Einfluss der Alchemie auf die Medizin?
- Wie zeigt sich die neuzeitliche Vorstellung von Wissen, Wissenschaft und Experiment in Botanik und Anatomie?
- Welche Argumente führten zur Entdeckung des Blutkreislaufs?
- Wie lässt sich die Chirurgie der frühen Neuzeit charakterisieren?
- Wie war die Geburtshilfe organisiert?

4.1 Epochenschwelle

In der Kunstgeschichte bezeichnet man das 15. und 16. Jahrhundert als **Renaissance**, weil antike Formen und Schönheitsideale wieder aufgegriffen wurden; dabei veränderte sich die Vorstellung von «Realismus» und «Natur», was die Medizin ebenfalls beeinflusste. Das Wort «Renaissance» passt auch zur Bildungsgeschichte, denn es kam gleichzeitig zu einer Zuwendung zu den Sprachen und den Texten der klassischen Antike. In allen Wissenschaften rückte dabei der Mensch ins Zentrum des Interesses und wurde zum Maßstab für Richtig und Falsch erhoben (**Humanismus**). Die Mediziner erfuhren erstmals von der antiken Esoterik und Alchemie («Corpus Hermeticum») und konnten nunmehr wieder direkt auf die griechischen Schriften des Hippokrates und Galen zurückgreifen – ausgerechnet kurz bevor diese Lehren obsolet wurden (humanistisches Paradox).

Das Ende des Mittelalters hatte sich schon im Gefolge der Pestwelle von 1348 ange-kündigt. Die Medizin sah sich durch eine bei den früheren Autoritäten nicht beschrie-bene Krankheit herausgefordert und in neu entstehende soziale Strukturen eingebun-den. Als zweite bislang unbekannte Krankheit kam um 1500 die angeblich aus der Neuen Welt eingeschleppte **Syphilis** (*Morbus Gallicus*, «Franzosenkrankheit») dazu. Sie hat ihren Namen vom Helden eines Lehrgedichts, das der für seine ausgefeilte Kontagienlehre bekannte Gelehrte Girolamo Fracastoro (um 1478–1553) über die Entstehung und die Symptome dieser Krankheit verfasste.

In den Naturwissenschaften bildete sich eine neue Dimension von «Empirie» mit einem dem unsrigen ähnlichen Konzept des Experiments heraus, was den Bruch mit vielen traditionellen Auffassungen bedeutete; das heliozentrische Weltbild des Nikolaus Kopernikus (1473–1543) sowie die beobachtende Physik Galileo Galileis (1564–1642) sind sicher die folgenreichsten Beispiele. Dies eröffnete auch der Medi-zin Perspektiven, die eine kritische Auseinandersetzung mit überkommenen Lehren ermöglichten.

Eine Person des Übergangs zwischen der Fortführung mittelalterlicher Theorien und neuzeitlichem Aufbruch ist Philipp Theophrast Bombast (1493/94–1541), des-sen Familie aus dem schwäbischen Hohenheim stammte und der unter dem Namen **Paracelsus** bekannt wurde. Von den Stationen seines unsteten Wanderlebens sind wenige gesichert: Schon als Kind lernte er den Bergbau, die Verfahren der Erzgewin-nung und die spezifischen Krankheiten, aber auch den Glauben an die Erdgeister ken-nen, was er später in seine medizinischen und alchemistischen Vorstellungen einflie-ßen ließ. Wahrscheinlich studierte er in Wien und Ferrara Medizin und Theologie, und er arbeitete jahrelang als Militärchirurg; diese Erfahrungen dürften sich in der «Großen Wundarznei» (1533) niedergeschlagen haben. 1524 kam er in Salzburg in Kontakt mit den aufständischen Bauern und geriet mit dem Erzbischof in Konflikt, 1526 ist er in Straßburg und 1527 als Stadtarzt und Universitätslehrer in Basel nach-weisbar, wo er Vorlesungen auch auf Deutsch hielt, die Ärzteschaft wegen seiner Pole-miken gegen sich aufbrachte und nach einer vergeblichen Behandlung des Verlegers Froben fliehen musste. Wegen seiner dezidierten Ablehnung des Guajakholzes, das als Wundermittel gegen die Syphilis galt, machte er sich die Fugger zu Feinden, da diese das Handelsmonopol dafür besaßen. In einem seiner Hauptwerke, dem «Paragra-num» (1530), nennt Paracelsus als vier Säulen der Medizin die Naturbeobachtung, die Astrologie, die Alchemie und die Ethik. Im «Opus paramirum» (1531) entwickelt er eine Krankheitslehre auf der Basis der drei Grundstoffe *sal* (Salz), *mercurius* (Quecksilber) und *sulfur* (Schwefel) und führt Schwermetalle und Mineralien in den Arzneischatz ein.

4.2
Die Entwicklung der Iatrochemie/Chymiatrie

Die Humoralpathologie ist mit der Vorstellung von zirkulierenden, sich wandelnden, Schlacken bildenden usw. Stoffen im Körper ohne Weiteres vereinbar, deshalb lag es nahe, in Anknüpfung an Paracelsus die Entwicklungen auf dem Gebiet der (Al)Chemie (mit ihren spekulativen und magischen Elementen) in die Medizin zu integrieren. An erster Stelle ist hier der Pariser Professor und königliche Leibarzt **Jean Fernel** (1497?–1558) zu nennen, der die paracelsische Begeisterung für astrologische Bezüge und esoterische Wissenschaften teilte und die Medizin mit der Philosophie zu verbinden suchte. In die Medizingeschichte ist er durch die Prägung des Begriffs «Physiologie» im heutigen Sinn eingegangen. Im deutschen Sprachraum machte der ansonsten auf Galen vertrauende Wittenberger Ordinarius **Daniel Sennert** (1572–1637) die neue Medizintheorie bekannt, während er in der Physik die Atomlehre und in der Philosophie Aristoteles favorisierte. Seine Lehrbücher wurden noch lange nach seinem Tod benutzt.

Der Privatgelehrte **Johann Baptist van Helmont** (1579–1644) verband eine Variation der alten Pneumalehre mit der neuen (Al)Chemie zu einer «pneumatischen Chemie», indem er den Begriff «Archaeus» entlehnte und als «Lebensgeist» mit Sitz in den Organen interpretierte (spiritualistisches Krankheitskonzept). Seiner Beschäftigung mit «Luft» verdankt sich die Erstbeschreibung des Asthma bronchiale und des Kohlendioxids sowie der Ausdruck «Gas», seinem besonderen Interesse für Magen und Verdauung die Entdeckung der Magensäure.

Franciscus Sylvius (François de la Boë, 1614–1672), nach dem der Sulcus lateralis zwischen Scheitel- und Schläfenlappen des Gehirns Fissura Sylvii genannt ist, hielt sogar sämtliche Körpervorgänge für Fermentationsprozesse auf der Grundlage von Säuren und Basen. Als Kliniker führte er in Leiden den Unterricht am Krankenbett ein und erkannte die Tuberkel als Merkmal der Schwindsucht. **Thomas Willis** (1621–1675) teilte die Fermentationstheorie vor allem als Erklärung des Fiebers; darüber hinaus betrieb er intensive Studien zu Gehirn und Nerven, die unter anderem zur Beschreibung der Myasthenia gravis, der Parakusis und der diabetischen Neuropathie führten, und an die der Circulus arteriosus Willisii erinnert.

4.3
Die Wiederentdeckung der «Natur»

Typisch für den neuzeitlichen Bruch mit alten Traditionen sind die Entwicklungen in **Botanik** und Anatomie. Während mittelalterliche Kräuterbücher nur an der (überwiegend medizinischen) Anwendung der Drogen interessiert sind, bekommt die Beschäftigung mit den Pflanzen selbst nunmehr ein Eigengewicht. Naturgetreue Abbildungen, Beschreibungen sowie Differenzierungs- und Klassifizierungsversuche kennzeichnen den neuen Typ. Als wichtigste Autoren zu nennen sind:

- Otto Brunfels (1488–1534)

- Hieronymus Bock (1498–1554)

- Leonhard Fuchs (1501–1566)

- Valerius Cordus (1515–1544)

- Caspar Bauhin (1560–1624).

Letzterer versuchte sich nicht nur an einer binären Nomenklatur der Pflanzen, sondern beschäftigte sich auch mit Anatomie; dort kennt man ihn durch die Bauhin'sche Klappe (Valva ileocoecalis).

Der bekannteste und innovativste Anatom des 16. Jahrhunderts dürfte jedoch **Andreas Vesal(ius)** (1514–1564) gewesen sein. Im Mittelalter galt die menschliche Anatomie seit Galen als bekannt, und investigativen Charakter hatten nur gerichtsmedizinische Sektionen. Schon bei seinen frühen Skelettstudien in Paris und Löwen entdeckte Vesal im Vergleich mit den Galentexten bald Unstimmigkeiten, und diese Beobachtungen vermehrten sich während seiner Tätigkeit in Venedig, wo er 1537 bis 1540 einen Lehrstuhl für Chirurgie und Anatomie innehatte und die Leichen der Hingerichteten untersuchen durfte. In Kooperation mit dem Tizian-Schüler Johann Stephan von Kalkar (um 1500–1546) entstand 1538 ein erstes anatomisches Tafelwerk mit Galen-Korrekturen. An dem monumentalen siebenteiligen Werk «De humani corporis fabrica» arbeitete Vesal unter Einbeziehung weiterer Künstler in den Jahren 1539 bis 1542 unter anderem in Bologna und überwachte danach den Druck in Basel 1543; eine erweiterte und ästhetisch verbesserte Neuauflage folgte 1555. Als Neuerer ebenso begeistert gefeiert wie als arroganter Gottloser heftig angefeindet und selbst seiner Rolle gegenüber ambivalent, verließ Vesal nach kurzen Gastdozenturen in Oberitalien die universitäre Sphäre und arbeitete als Arzt in Brüssel sowie am Hof Karls V. und Philipps II. Er starb auf dem Rückweg von einer Pilgerreise nach Jerusalem.

4.4
Die Entdeckung des Blutkreislaufs

Die Abkehr von Galens Lehre einer rein zentrifugalen Blutbewegung erfolgte in mehreren Schritten:

- Vesal hatte die postulierten Poren in der Herzscheidewand nicht finden können, sie aber trotz aller Zweifel grundsätzlich in winzig kleiner Ausprägung für möglich gehalten.

- Obsolet wurde diese These endgültig durch die Entdeckung des kleinen Kreislaufs bzw. **Lungenkreislaufs**. Diesen hatte – ebenso wie die Funktion der Koronarien – bereits der arabische Gelehrte Ibn an-Nafis (um 1210–1288) beschrieben, ohne dass das Abendland davon Kenntnis bekam. Die Zweitveröffentlichung dieser Beobachtung stammt von dem von Johannes Calvin wegen Ketzerei verbrannten Miguel Serveto (Michael Servetus, 1511–1553) und steht in einem theologischen Kontext («Christianismi restitutio», 1553).

- Die Vorstellung einer **Zirkulation** stammt von dem Botaniker Andrea Cesalpino (Andreas Caesalpinus, 1524–1603), der sich mit Bewegungen des Pflanzensaftes befasste und Analogien zum Tierreich herstellte. Darüber hinaus war die Vorstellung eines Kreislaufs – wenn auch als Metapher – in vielen Bereichen, wie Alchemie, Kunst, Literatur, Theologie, Philosophie usw. präsent.

- Fabricius ab Aquapendente (1537–1619) beschrieb die **Venenklappen**, die nur bei einer zentripetalen Blutbewegung eine physiologische Funktion erfüllen.

Die Entdeckung des Blutkreislaufs ist mit dem Namen **William Harvey** (1578–1657) verbunden («De motu cordis», 1628). Er verknüpfte die anatomischen Argumente einerseits mit Berechnungen zum Herzauswurf-Volumen und zur daraus resultierenden Blutmenge, die eine ständige Neubildung von Blut unwahrscheinlich machten, und anderseits mit Tierexperimenten (Ausblutungs- und Unterbindungsversuche). Dennoch gab es viele kritische Stimmen, zumal der ausstehende letzte Beweis, die Kapillaren, erst 1661 von Marcello Malpighi (1628–1694, vgl. Kap. 4.6) nachgeliefert wurde; erst danach wurde das Modell akzeptiert. Auf die Alltagsmedizin hatte es insoweit Einfluss, als sich die Indikationen für den Aderlass deutlich ausweiteten und die entnommenen Blutmengen kräftig anstiegen. Die vermeintlich nahe liegenden Experimente mit intravenösen Injektionen und Bluttransfusionen endeten fatal und wurden bald eingestellt.

4.5
Iatrophysik und Iatromechanik

Harveys mathematische Argumentation und sein mechanistisches Modell passten zu einer zeitgenössischen philosophischen Strömung, die vor allem durch **Réné Descartes** (1596–1650) vertreten und nach dem Erfolg Harveys in vielerlei Variationen in der Medizin aufgegriffen wurde, und der wir im Zeitalter der Aufklärung erneut begegnen werden (siehe Kap. 5). Descartes näherte sich anatomischen und physiologischen Fragestellungen rein theoretisch: Er schloss jeden immateriellen (seelisch-psychischen, geistigen) Einfluss auf den Körper aus und gestattete die Erklärung der Körperfunktionen allein durch die Mechanik von Ausdehnung und Bewegung. Das Steuerungszentrum des motorischen und sensorischen «Nervenflusses» verlegte er in die Zirbeldrüse; atomistische Ideen der Antike aufgreifend, sollte die stoffliche Grundlage alles Seienden in winzigen Teilchen bestehen, die sich in Größe, Beweglichkeit, Zusammensetzung und Gestalt unterscheiden. Diese rationale Erklärung körperlicher Phänomene versuchte Descartes auf die Moral zu übertragen: Die Medizin studiert das Organische und damit das Leben, seine Aufgaben und Ziele; als eine Form der Welterkenntnis soll sie demnach wissenschaftlich begründete Leitlinien für das soziale und politische Handeln liefern können und wäre daher mit Ethik gleich zu setzen. Die naturwissenschaftliche Begründung von Normen und Werten hat sich jedoch weder philosophisch noch empirisch als haltbar erwiesen.

4.6
Anatomia subtilis

Um 1600 wurde von holländischen Brillenmachern eher zufällig (durch Hintereinandersetzen von Linsen) das Mikroskop erfunden, jedoch zunächst allenfalls als Flohglas benutzt. Die iatromechanisch-atomistischen Konzepte regten aber dazu an, diese technische Innovation zu ihrer empirischen Bestätigung zu nutzen, denn die zunächst theoretisch postulierten vielgestaltigen *corpuscula* konnten ja tatsächlich betrachtet werden. Als Pioniere sind **Jan Swammerdam** (1637–1680), der die Erythrozyten beschrieb, und der feinmechanisch begabte **Anton van Leeuwenhoek** (1632–1723) zu nennen. Dieser konstruierte ein eigenes Mikroskop mit besonders fein geschliffenen Linsen, das er jedoch streng geheim hielt; mit den sonstigen zeitgenössischen Apparaten hätte man zwar vielleicht Salzkristalle, aber nicht die von ihm gezeichneten Mundbakterien und die als «Samentierchen» interpretierten Spermien sehen können.

Gleichzeitig eröffnete das Mikroskop für die Anatomie im wahren Sinn des Wortes eine neue Dimension. Zu den ersten Histologen, die die Grundlage für eine spätere Organpathologie legten, gehörte der bereits erwähnte **Marcello Malpighi** (1628–1694), der die alveoläre Feinstruktur der Lunge mit ihrem stützenden Kapillarennetz entdeckte. Er beschrieb die sensorischen Papillen und Geschmacksknospen an der Zunge und den Gewebeaufbau der Niere mit den nach ihm benannten Körperchen, differenzierte weiße und graue Hirnsubstanz und stellte embryologische Forschungen an.

4.7
Empirische Medizin

Eine herausragende Persönlichkeit des 17. Jahrhunderts war der «englische Hippokrates» **Thomas Sydenham** (1624–1689), der mit seinem empirisch ausgelegten Pragmatismus den Philosophen John Locke (1632–1704) beeinflusste und die Grundlagen für die spätere «klinische» Medizin schuf. In der Therapie hielt er sich – erst einmal auf die Selbstheilungskräfte der Natur setzend – abwartend zurück und konzentrierte sich auf eine möglichst exakte Beobachtung der Kranken, deren Leiden er (vergeblich, aber zeittypisch) in einem Gesamtsystem zu klassifizieren versuchte; der Schritt von der Kasuistik zur Nosographie war jedoch vollzogen. Ihm gelang so beispielsweise erstmals eine Differenzierung von Pocken, Masern und Scharlach (1676) und die Abgrenzung der Malaria von anderen fieberhaften Erkrankungen. In seine berühmte Monografie über die Gicht (1683) flossen auch eigene langjährige Krankheitserfahrungen ein. Die parainfektiöse Chorea minor ist nach Sydenham benannt.

4.8
Chirurgie

Die neuzeitlichen – nunmehr volkssprachigen – chirurgischen Werke zeichnen sich durch eine kritische Auseinandersetzung mit der Tradition aus, der die eigene Erfahrung kontrastiv entgegen gesetzt wird. Dies war auch insofern notwendig, als die neuen Schusswaffen andere und schwerere Verletzungen bewirkten. Gerade aus dem Bereich der Militärchirurgen kommen selbstbewusste Autoren, wie die beiden Straßburger **Hieronymus Brunschwig** (um 1450–1512/13), der auch zwei praxisnahe Destillierbücher verfasste, und **Hans von Gersdorf** (um 1455–1529), der sein «Feldbuch der Wundarznei» von Hans Wächtlin (um 1480–1526) mit (später immer wieder in anderen Büchern nachgedruckten) Holzschnitten ausstatten ließ. Obwohl er großzügig auf Guy de Chauliac zurückgreift, distanziert er sich warnend von legendenhaften Elementen, wie den narkotisierenden «Schlafschwämmen», die in der Neuzeit überhaupt aus der wundärztlichen Literatur verschwinden.

Die polemische Abwertung des Alten klingt bei **Ambroise Paré** (um 1510–1590) derart überzeugend, dass sie das negative Mittelalterbild der Moderne wesentlich prägte. Die schonende Wundbehandlung mit Balsamen, Wein und (keineswegs siedendem) Öl war jedoch auch vorher schon üblich, und die von ihm propagierte Gefäßunterbindung bei Amputationen brachte keineswegs bessere Ergebnisse als die gescholtene Kauterisierung – sie führte im Gegenteil durch das instrumentenbedingte Mit-Fassen der Begleitnerven zu schweren Schmerzzuständen und setzte sich nicht durch. Der auch bei Hofe angesehene Paré betrieb seit 1539 in Paris eine erfolgreiche Praxis und entwickelte eine Reihe hilfreicher prothetischer Konstruktionen.

4.9
Geburtshilfe

Geburtshilfe war in der frühen Neuzeit in erster Linie Frauensache. Soweit sich eine Stadt eine oder mehrere Hebammen leistete, war der Stadtphysikus für deren Beaufsichtigung und später auch für ihre theoretische Ausbildung zuständig. Ansonsten – und auf dem Lande ohnehin – standen erfahrene, verheiratete Frauen der Schwangeren in Kindsnöten bei. Der Chirurg wurde nur gerufen, wenn es galt, ein totes Kind zu entfernen oder bei der toten Schwangeren einen Kaiserschnitt vorzunehmen, um eventuell das Kind zu retten oder wenigstens zu taufen. Die *sectio caesarea* an der Lebenden dürfte eine Rarität und wegen des üblichen langen Zuwartens sowie unzureichender anatomischer Kenntnisse auch wenig erfolgreich gewesen sein, obwohl man auf die Erfahrungen der Veterinärmedizin hätte zurückgreifen können, wo man längst bemerkt hatte, dass es darauf ankam, das Peritoneum unversehrt zu lassen. Insofern sind die überlieferten geburtshilflichen Texte als literarische Produktionen einzustufen, deren Praxisbezug schwer einzuschätzen ist. Ambroise Paré wird zum Beispiel die Wiederbelebung der schon bei Soran erwähnten «Wendung auf die Füße» bei Querlagen zugeschrieben, ohne dass über die Anwendung etwas bekannt wäre. Der Frankfurter Stadtarzt **Eucharius Rösslin** (um 1470–1526) kompilierte aus antiken Quellen ein überaus erfolgreiches Büchlein mit dem werbewirksamen Titel «Der schwangeren Frauen und Hebammen Rosengarten», das sich auch mit der Pflege des kranken Kleinkinds beschäftigt, dessen traditionelle Kindslagenbilder allerdings alles andere als «realistisch» sind.

Im 17. Jahrhundert wurde von Pariser Hebammen bei verzögertem Geburtsverlauf bereits die Zange angewandt, ohne dass sich die Technik jedoch allgemein verbreitete. Bemerkenswert ist das erste Lehrbuch aus der Feder einer Hebamme: **Justine Sigmund**, gen. Siegemundin (gest. 1705), die als Landhebamme bzw. Stadthebamme in Liegnitz begann und schließlich an den Berliner Hof gerufen wurde, legte ihre jahrzehntelangen Erfahrungen 1690 in einem viel benutzten Handbuch («Die Chur-Brandenburgische Hoff-Wehe-Mutter») in Dialogform nieder; nach ihr ist der «gedoppelte Handgriff» benannt.

5 Medizin im Zeitalter der Aufklärung

- Wie wurde die Vorstellung vom «Menschen als Maschine» in der Medizin aufgegriffen?

- Wie veränderte sich die Pathologie im 18. Jahrhundert?

- Wieso fanden vitalistische Theorien im 18. Jahrhundert so großen Anklang?

- Was versteht man unter «Makrobiotik»?

- Was sind die Grundprinzipien der Homöopathie?

- Wie zeigt sich die neue Tendenz einer «Verzeitlichung» der Natur in der Medizin?

- Wo lagen die Zentren «klinischer» Medizin, und wer waren die wichtigsten Akteure?

- Welche gegensätzlichen Richtungen gab es in der Geburtshilfe des 18. Jahrhunderts?

- Was bedeutet «Medikalisierung der Geburt»?

- Was waren wesentliche gesundheitspolitische Maßnahmen des «aufgeklärten Absolutismus»?

5.1
«Dialektik der Aufklärung»

Das 18. Jahrhundert hat zwei Gesichter: Auf der einen Seite gilt es als das «Jahrhundert der Vernunft», in dem die Ratio Licht in das spekulative Dunkel bringen (daher engl. *enlightenment*) und den Menschen aus seiner «selbstverschuldeten Unmündigkeit» (so Immanuel Kant) befreien sollte. Es gilt daher auch als das «wissenschaftliche» Jahrhundert, in dem nur die (eigene) Beobachtung als Erkenntnisquelle anerkannt wurde. Von den Grundlagenwissenschaften war es insbesondere die Chemie, die die Medizin beeinflusste; das (natur)philosophische Denken war von den englischen Empirikern

John Locke (1632–1704), George Berkeley (1684–1753) und David Hume (1711–1776) geprägt. Wissenschaft war zunehmend nicht mehr nur Sache der kleinen Gelehrtenkreise: Die Allgemeinbildung wurde auf eine breitere Basis gestellt und das neue Wissen verbreitete sich durch Enzyklopädien und Journale rasch in der interessierten Öffentlichkeit. Das 18. Jahrhundert war das «Jahrhundert des Bürgers» («Zivilgesellschaft») und des kühl kalkulierenden Ökonomen, der den Adel als nicht mehr zeitgemäß ablöste, und – soweit sich Letzterer in den «aufgeklärten Absolutismus» rettete – war es die große Zeit der Staatswohlfahrt, der öffentlichen Gesundheitspflege und der «Geburt der Klinik». Die (Über)Betonung der rationalen Seite des Menschen mit ihrer Forderung nach Selbstbeherrschung und asketischer Moral sowie das strenge ästhetische Ideal des Klassizismus machen jedoch nur eine Facette aus.

Die «andere» Seite des 18. Jahrhunderts ist geprägt vom verspielten Rokoko, von der «galanten Zeit», von Idylle und Romantik sowie von Pathos und Empfindsamkeit. Die Neigung zu differenzierter Innenschau gab Anlass zu den ersten Anfängen einer modernen «Psychologie», sie machte die Zeit aber auch zum «weinenden», «melancholischen» Jahrhundert, in dem sich manche entsetzlich langweilten (frz. *ennui*) und in morbiden Phantasien bis hin zur geradezu kultivierten Angst vor dem Scheintod ergingen. Es war das Jahrhundert der Hypochonder ebenso wie der Scharlatane und Abenteurer (z. B. Giacomo Girolamo Casanova [1725–1798] und Alessandro Cagliostro [1743–1795]), in dem Alchemie und esoterische Geheimbünde (Freimaurer, Rosenkreuzer) blühten – und in dem der Vampir erfunden wurde. Entsprechend vielfältig stellt sich auch die Medizingeschichte der Aufklärung dar.

5.2
Der Mensch als Maschine

Für die rationalistische, jede Spiritualität leugnende Seite der Aufklärung steht paradigmatisch **Julien Offray de LaMettrie** (1709–1751) mit seinem bekanntesten Werk «L'homme machine» (1747). Die Vorstellung vom Menschen als Maschine konnte auf iatromechanische Ideen des 17. Jahrhunderts zurückgreifen; sie inspirierte zu Wunderwerken der Mechanik in Form musizierender, schreibender, malender, vermeintlich sogar Schach spielender Automaten, die ihrerseits wiederum diese Theorie zu bestätigen schienen.

Als Vertreter einer physiologischen Hydrauliktheorie ist **Friedrich Hoffmann** (1660–1742) zu nennen, der Körpererscheinungen und Krankheiten aus der mechanischen Bewegung der Körperflüssigkeiten und Tonusveränderungen der Gefäßwände herzuleiten versuchte. Was ihm Zulauf auch von höchsten Kreisen verschaffte, war sein zurückhaltender Medikamenteneinsatz, bei dem er sich auf zehn bis zwölf bewährte und einfache Mittel in Verbindung mit Mineralwässern und physikalischer Therapie beschränkte. Seine seit 1706 produzierten «Hoffmannstropfen» aus Äthanol und Äther werden noch heute bei Schmerzen, Schwächezuständen und Erbrechen eingesetzt.

5.3
Solidarpathologie

Die neueren Tendenzen in der Pathologie entfernten sich von der reinen Säftelehre und diskutierten Krankheitskonzepte, bei denen den einzelnen Organen und Gewebestrukturen bzw. ihren Veränderungen eine steigende Bedeutung zugewiesen wurde. Den Anfang machte **Giorgio Baglivi** (1668–1707), ein Schüler Malpighis, der Mikroskopie, Autopsie und klinische Beobachtung zu verbinden wusste. Er entwarf das theoretische Modell eines Gleichgewichts zwischen Flüssigkeiten (Blut, Liquor) und verschiedenen Fasertypen, was ihn jedoch nicht von empirischen Beschreibungen zum Beispiel von Apoplex, Lues, Typhus und Gicht abhielt. Die Grundlegung der pathologischen Anatomie im heutigen Sinn wird meistens mit **Antonio Maria Valsalva** (1666–1723) und seinem Schüler **Giovanni Battista Morgagni** (1682–1771) verbunden. Ersterer wurde durch seine Monografie zum Bau des Ohrs berühmt, das Manöver zum Druckausgleich im Mittelohr ist nach ihm benannt. Morgagnis Hauptwerk über «Sitz und Ursachen der Krankheiten» (1761) versucht bereits eine Herleitung von Krankheitssymptomen aus Organveränderungen (Organpathologie), wie sie rund 50 Jahre später in den großen Kliniken von Paris und Wien zur Begründung der Pathologie als eigener Wissenschaft führen sollte. Ebenso zukunftweisend waren die interdisziplinär angelegten Arbeiten von **Marie-François Xavier Bichat** (1771–1802), die Anatomie, Physiologie, Pathologie und praktische Medizin verbanden. Bichat entwickelte – nur mithilfe einer Lupe – eine (theoretische) Gewebelehre, bei der er 21 histologische Varianten unterschied, die ihrerseits Bau und Wirkungsweise der Organe bestimmen.

5.4
Vitalismus, Animismus, Dynamismus

Bei der Betrachtung der einzelnen Körperstrukturen und ihrer (mechanischen) Funktion blieb jedoch die Frage offen, was aus diesen Bausteinen etwas spezifisch Lebendiges macht. Für die typisch organischen Funktionen wurde daher von zahlreichen Naturphilosophen, Physiologen und Ärzten eine immaterielle «Lebenskraft» verantwortlich gemacht (**Vitalismus**), mit deren Hilfe man auch unterschiedliche Krankheitstypen und -verläufe erklären konnte. Insoweit erstaunt es nicht, dass der Pathologe Bichat seine Ideen vor dem Hintergrund einer vitalistischen Krankheitslehre entwickelte.

Die extremste Position vertrat der vom Pietismus geprägte Hallenser Ordinarius **Georg Ernst Stahl** (1659–1734), indem er die Seele (*anima*) als Steuerungsinstrument für die Körperfunktionen betrachtete. Insofern sind bei ihm alle Krankheiten psychogener Natur (Animismus, Psychodynamismus); auf Anatomie und Physiologie kann der Arzt verzichten. Die Therapie muss entsprechend Gemüt und Affekte zu beeinflussen suchen und soll sich ansonsten zurückhalten, weil die Natur sich oft selbst hilft (Expektationismus). Damit war Stahl ein gesuchter Arzt, der es zum herzoglichen und schließlich königlichen Leibarzt brachte. Das somatische Substrat von Krankheiten sah Stahl in chemischen Zersetzungsvorgängen: 1694 stellte er die **Phlogistontheorie** auf, wonach bei jeder Verbrennung ein «Feuerstoff» entweicht. René Antoine de Reaumur (1683–1757) wies bestätigend chemische Auflösungen bei der Verdauung nach und Lazaro Spallanzani (1729–1799) «Verbrennungen» auch in sonstigen Geweben. Erst 1775 führte Antoine Laurent Lavoisier (1743–1794), der den Sauerstoff identifizierte und die Atmung als Verbrennungsvorgang beschrieb, den noch heute gültigen Begriff der Oxidation ein.

Stahls Konzept wurde in ganz Europa aufgegriffen und – meistens ohne Seelenbezug und eher auf organspezifische «Kräfte» orientiert – weiterentwickelt. Begriffsbildend für den deutschsprachigen Raum war der Berner Patrizier **Albrecht von Haller** (1708–1777), der als letzter Universalgelehrter Europas gilt. Er war Dichter, Politologe, Volkswirt, Agronom, Rechtshistoriker, Theologe und beschäftigte sich als Botaniker mit Pflanzengeografie. Auf dem Gebiet der Anatomie interessierte er sich für die Struktur der Gefäße und für Topographie, in der Physiologie führte er das Tierexperiment ein, der Medizingeschichte lieferte er über 12 000 kritische Rezensionen historischer Publikationen. Daneben stand er mit der gesamten gelehrten Welt seiner Zeit in Briefkontakt; die Edition der Zeugnisse dieses umfangreichen Gedankenaustauschs ist noch immer nicht abgeschlossen. Auf die Medizin des 18. Jahrhunderts wirkte er durch die Entdeckung der **Irritabilität** der Muskelfasern und der **Sensibilität** der Nervenfasern, die er als die wesentlichen Grundkräfte des lebendigen Organismus interpretierte und von der immateriellen Seele streng abgrenzte.

In der medizinischen Praxis am erfolgreichsten war der bestechend einfache **Irritabilitätsdynamismus** des schottischen Arztes **John Brown** (1735–1788): Demnach gibt es nur zwei Krankheitstypen, die aus dem unterschiedlichen Verhältnis von Erregbarkeit des Körpers und einwirkenden Reizen entstehen, also wenn (zu) starke Reize auf ein (zu) schwaches Irritabilitätsniveau treffen (sthenische Krankheiten, z. B. Pest, Pocken, Typhus, Rheumatismus, Manie, Schlaflosigkeit) oder umgekehrt (zu) schwache Reize auf (zu) hohe Erregbarkeit (asthenische Krankheiten, z. B. Apoplexie, Epilepsie, Hysterie, Asthma, Skorbut). Die Attraktivität für das breite Publikum lag allerdings in den beiden Heilmitteln, dem dämpfenden Opium und dem anregenden Branntwein.

Der heute noch benutzte Ausdruck **Makrobiotik** wurde 1797 von **Christoph Wilhelm Hufeland** (1762–1836) geprägt. In der Tradition der antiken Diätetik, aber unter Berücksichtigung der zeitgenössischen Lebensumstände und aktueller Diskussionen entwarf er eine ganzheitliche «Kunst, das Leben zu verlängern», die auf einen Ausgleich von Reizstärke und vitaler Reaktion des Körpers abzielt. Sowohl eine Reizsteigerung (z. B. durch Kaffee, Branntwein, Tanzen) als auch eine Reizminderung (z. B. durch Opium, Faulheit, einsiedlerisches Leben) werden als unzuträglich abgelehnt, weil sie die Reaktionsfähigkeit des Körpers und damit seine Lebenskraft reduzieren. Hufeland war mit den führenden Intellektuellen seiner Zeit bekannt, so mit Goethe, Schiller, Wieland und Herder, und wirkte nach acht Jahren als Professor in

Jena schließlich als königlicher Leibarzt in Berlin. Dort engagierte er sich für das Armenwesen und war 1810 an der Gründung der Berliner Universität beteiligt.

Mit immateriellen Kräften argumentierte auch **Christian Friedrich Samuel Hahnemann** (1755–1843) in der von ihm in den 1790er-Jahren entwickelten **Homöopathie**. Er griff dabei das in der Alten Medizin geläufige Simile-Prinzip auf (*similia similibus curentur*) und bezog dieses auf die Wirkung («Kraft», *dynamis*) eines Arzneimittels, die dem Krankheits- bzw. Beschwerdebild gleichen sollte. Viele dieser Wirkungen erprobte Hahnemann im Selbstversuch und im Verwandten- und Bekanntenkreis, womit er das Experiment in die Pharmakologie einführte, auch wenn viele dieser Effekte sich heutzutage nicht verifizieren lassen. Mit zunehmender Verdünnung und damit verbundener Entmaterialisierung wird das Medikament immer stärker (Potenzieren). Den Ausdruck «Schulmedizin» verwendete Hahnemann in der Auseinandersetzung mit seinen Kollegen an der Leipziger medizinischen Fakultät; Konflikte gab es auch mit den Apothekern, die gegen die Selbstzubereitung von Arzneien durch die Homöopathen waren und auf ihrem Dispensierrecht bestanden, so dass Hahnemann 1821 nach Köthen und 1835 nach Paris umzog. Die Patienten, deren Geschichten Hahnemann in seinen umfangreichen Krankenjournalen festhielt, waren jedoch mit der individuellen und – verglichen mit den seinerzeit üblichen rabiaten Methoden starker Aderlässe und drastischer Abführmittel – «sanften» Medizin sehr zufrieden, so dass sich die Homöopathie im 19. Jahrhundert relativ schnell in Europa, Russland und Übersee verbreitete.

5.5
«Verzeitlichung» der Natur

Die Frage nach der Entstehung der Welt und der Arten schien Jahrhunderte lang durch die biblische Schöpfungsgeschichte beantwortet zu sein. Gesteinsschichtungen und Fossilien ließen sich zwanglos als Spuren der Sintflut erklären. Erst im 18. Jahrhundert setzte sich eine Loslösung von biblischen Erklärungsmustern allmählich durch, wobei in der Geologie verschiedene Konzepte konkurrierten: Der Aktualismus nutzte beobachtbare Phänomene zur Erklärung erdgeschichtlicher Vorgänge in Form lang dauernder Prozesse, während die Katastrophentheorie von plötzlichen, einschneidenden Veränderungen ausging. Daneben vertraten die Neptunisten die Theorie, alle Gesteine seien letztlich aus dem Wasser hervorgegangen, während die Plutonisten ganz auf vulkanische Ursprünge setzten und neue Forschungsergebnisse wie die Alexander von Humboldts (1769–1859) einbeziehen konnten.

Die Biologie beschäftigte sich gleichzeitig mit der Frage der *generatio spontanea* («**Spontanzeugung**»). Immer wieder zitierte Beispiele waren die in faulendem Fleisch auftretenden Maden und die auf abgestorbenen Pflanzen wachsenden Pilze. Zwar war zu Ersterem schon 1668 von Francesco Redi (1626–1697) und zu Letzterem 1714 von Luigi Ferdinando Marsigli und Giovanni Maria Lancisi Widerspruch laut geworden, doch erhielt die Theorie durch die Entdeckung von verschiedenen Mikroorganismen neuen Auftrieb. John Turberville Needham (1713–1781) und Georges-Louis Leclerc (1707–1788) stellten beispielsweise in erhitzter und in verschlossenen Gefäßen aufbewahrter Fleischbrühe vermeintlich spontan entstandene Kleinstlebewesen fest. Die endgültige Widerlegung gelang 1768 dem international renommierten und vielseitig interessierten Gelehrten **Lazaro Spallanzani** (1729–1799), der die Brühe 45 Minuten kochte und das Gefäß sofort versiegelte, was eine Organismenbildung verhinderte. Noch Louis Pasteur (1822–1895, vgl. Kap. 6.6) musste jedoch argumentativ und experimentell gegen die verbreitete Vorstellung von der Spontanentstehung von Mikroorganismen eintreten. Auch die Problematik der Sterilisierung wird im 19. Jahrhundert erneut und dann verstärkt an Bedeutung gewinnen.

In der Medizin entbrannte die Diskussion auf dem Gebiet der Embryologie: Die herrschende **Präformationslehre** ging davon aus, dass sämtliche Organe von der Zeugung an vorhanden sind, nur eben entsprechend winzig, ebenso wie festzustehen schien, dass alle heute existierenden Arten von Anbeginn an bereits auf der Erde vorhanden waren. Albrecht von Haller (1708–1777) beispielsweise fand in seinen embryologischen Untersuchungen diese Theorie bestätigt. Einen völligen Neuansatz entwickelte dagegen der zu Lebzeiten kaum wahrgenommene **Caspar Friedrich Wolff** (1734–1794) auf der Basis botanischer und anatomischer Studien, was den metaphorischen Begriff «Keimblätter» erklärt: Demnach bilden sich die Strukturen des Körpers schrittweise und in allmählicher Differenzierung, wie Wolff durch die Entdeckung der Urniere (Wolff'scher Gang, Wolff'scher Körper) nachweisen konnte. Diese Theorie der **Epigenese** sollte die Voraussetzung für die moderne Embryologie sowie für den späteren Evolutionsbegriff werden, setzte sich jedoch erst ab 1790 durch, als der angesehene Göttinger Anatom und Naturforscher Johann Friedrich Blumenbach (1752–1840) das Konzept übernahm.

5.6
Chirurgie

Obwohl noch weit von einer Gleichberechtigung mit der (Inneren) Medizin entfernt, gewann die Chirurgie im 18. Jahrhundert deutlich an Prestige und grenzte sich vom reinen Handwerkerstand der Barbiere ab. Dies lag einerseits an der allgemeinen Aufwertung empirisch-praktischen Wissens gegenüber reiner Theorie in der Medizin und anderseits an steigenden Qualitätsansprüchen, wobei vor allem die militärische Relevanz kompetenter Wundärzte das politische Handeln bestimmte. Im Lauf des 18. Jahrhunderts entstanden daher zentrale Ausbildungsstätten:

- Paris: 1697 Collège de chirurgie, 1731 Académie royale de chirurgie
- Berlin: 1727 Collegium medico-chirurgicum an der Charité, 1796 Chirurgische Pépinière
- Wien: 1785 Josefinische Medizinisch-Chirurgische Akademie.

In London integrierten die Brüder William (1718–1783) und John Hunter (1728–1793) die Chirurgie in das Medizinstudium und öffneten universitäre Lehrveranstaltungen, vor allem in Anatomie, für Chirurgen.

5.7
Geburtshilfe

Ebenso wie in der Chirurgie gab es auch in der Geburtshilfe eine Tendenz zur «Verwissenschaftlichung». Diese zeigte sich zunächst in vermehrtem Interesse an Grundlagenwissen über den **Geburtsmechismus**: Der erfahrene Landarzt und Geburtshelfer **William Smellie** (1697–1763) beschäftigte sich intensiv mit den Phasen des Geburtsvorgangs und setzte die Anatomie bzw. die Maße des weiblichen knöchernen Beckens damit in Zusammenhang, wobei er der Conjugata diagonalis besondere prognostische Bedeutung zumaß. Die Beckenverkrümmungen durch Rachitis, die Francis Glisson (1597–1677) schon 1645 beschrieben hatte, waren damals allerdings noch relativ selten und auf Frauen der Oberschicht beschränkt, die sich dem Schönheitsideal zuliebe niemals dem Sonnenlicht aussetzten; die Rachitis sollte erst im Zeitalter der Industrialisierung sozialmedizinische Bedeutung erlangen. Bei der Geburtsleitung war Smellie seinem physiologischen Konzept entsprechend expektativ orientiert, obwohl er den Umgang mit der sich nunmehr ausbreitenden Geburtszange souverän beherrschte und ein eigenes Modell mit Zangenschloss entwickelte. Die abwartende Haltung setzte sich insgesamt in England durch und wurde für Wien von **Johann Lukas Boer** (1751–1835) übernommen. Dieser leitete ab 1789 die Abteilung für arme Wöchnerinnen am Allgemeinen Krankenhaus (ab 1808 als ordentlicher Professor) und machte sie zu einem internationalen Ausbildungszentrum für Ärzte und Hebammen.

Der französischen Vorliebe für den Einsatz der Zange folgend, wurde dagegen in Deutschland der Göttinger Ordinarius **Friedrich Benjamin Osiander** (1759–1822) zum Protagonisten einer «operativen» Geburtshilfe; in etwa der Hälfte aller seiner Entbindungen brachte er die mehrfach modifizierte **Geburtszange** zum Einsatz, obwohl die Schwangeren vor dem Instrument Angst hatten. Ebenso unbeliebt war das Gebären im Liegen, das bereits Osianders Vorgänger **Johann Georg Roederer** (1726–1763) durchgesetzt hatte; traditionell war die Sitzposition auf speziellen Gebärstühlen üblich. Die zunehmende «Einmischung» von Ärzten in die Geburtshilfe wird bisweilen kritisch als «Medikalisierung der Geburt» bezeichnet.

Dies soll jedoch nicht darüber hinweg täuschen, dass nach wie vor die allermeisten Geburten zu Hause stattfanden. Als Ausbildungsstätten für Ärzte und Medizinstudenten dienten ausschließlich soziale Einrichtungen für mittel- und obdachlose, in der Regel ledige Schwangere («**Accouchierhäuser**»), die ihre Kinder dort auch zurücklassen konnten, aber sie mussten sich quasi als Gegenleistung für Unterkunft und Betreuung zu Unterrichtszwecken zur Verfügung stellen. Aus diesem Grund gab es seitens «anständiger» Frauen noch Jahrzehnte später erhebliche Vorbehalte gegen Klinikentbindungen, und in vielen Städten lehnten die Bürger die Einrichtung einer geburtshilflichen Lehranstalt ab, um nicht «liederliche Frauenzimmer» anzulocken.

5.8
Öffentliches Gesundheitswesen

Am Beispiel von Chirurgie und Geburtshilfe wurde deutlich, dass im 18. Jahrhundert zunehmend ein öffentliches bzw. staatliches Interesse an der Gesundheit der Bürger und an deren Vermehrung («Peuplierung» von frz. *peuple* = Volk) bestand, weil Soldaten benötigt wurden und Arbeitskräfte als Wirtschaftsfaktor die Staatsfinanzen sicherten. Nicht umsonst finden wir um 1700 die Anfänge der **Arbeitsmedizin**, die der international angesehene Medizinprofessor **Bernadino Ramazzini** (1633–1714) begründete («De morbis artificium diatriba»). Nun hatten prominente Vertreter der Medizin auch schon vorher öffentliche Aufgaben (z. B. als Stadtärzte) wahrgenommen; Hygiene-, Gewerbe- und Medizinalordnungen existierten ebenfalls, wenn auch regional sehr uneinheitlich. Für die Medizin in ihrer neuen Rolle als «Staatsarzneikunde» erwuchs nunmehr jedoch ein enormer Zuwachs an Prestige und Einfluss. Ideengrundlage waren politische Utopien, wie sie bereits von Francis Bacon (1561–1626) und Thomas Hobbes (1588–1679) entworfen worden waren und in denen der menschliche Körper in Analogie zum Staatskörper gesetzt wurde, sowie die Philosophie René Descartes' (vgl. Kap. 4.5). Eine Weiterentwicklung erfolgte durch den Philosophen und Mathematiker Gottfried Wilhelm Leibniz (1646–1716), der eine dreigeteilte Staatsordnung entwickelte (siehe **Tab. 5-1**).

Am bekanntesten dürfte das umfangreiche «System einer vollständigen medicinischen Policey» (6 Bde., 1779–1821) von **Johann Peter Frank** (1745–1821) sein, das aus seiner langjährigen Tätigkeit in öffentlichen und höfischen Ämtern erwuchs, aber gleichwohl utopischen Charakter hat. Darin werden für alle Lebensbereiche staatliche Maßnahmen vorgeschlagen, um Armut, gesundheitliche Schädigungen und Krankheiten zu vermeiden. Da eine derart umfassende Fürsorge nicht ohne Disziplinierung der Bürger zu bewerkstelligen wäre, wirkt das zweifellos gut gemeinte und sozial engagierte Werk heute eher abschreckend.

Tabelle 5-1: Die Staatsordnung nach G. W. Leibniz

Konstituenten des Menschen	Körper	Seele	Gesellschaft
zuständige Disziplinen	Medizin	Religion	Justiz
zugeordnete Tugenden	Gesundheit	Frömmigkeit	Gerechtigkeit

Die wichtigste, wenn auch in der Öffentlichkeit nicht unumstrittene präventive Maßnahme war die **Impfung** gegen die gefürchteten Pocken. Die im vorderen Orient und Teilen Afrikas praktizierte und durch Lady Mary Wortley Montagu (1689–1762) in Europa bekannt gemachte Infektion mit echten Pocken (Variolation) hatte sich wegen ihrer Gefährlichkeit nicht durchsetzen können. Dies gelang erst der ebenso wirksamen, aber weniger riskanten Infektion mit Kuhpocken (Vakzination), die der englische Landarzt **Edward Jenner** (1749–1823) 1798 publizierte.

5.9
«Klinische» Medizin

Zu den Aufgaben öffentlicher Gesundheitspflege gehörte auch die Einrichtung von **Krankenanstalten** zur Pflege und Behandlung der ärmeren Bevölkerung. Eine der ersten neuzeitlichen Gründungen speziell für (arme) Kranke war das nach seinem Stifter, Fürstbischof Julius Echter von Mespelbrunn (1545–1617, reg. 1573–1617), benannte Juliusspital in Würzburg, das 1664 bis 1671 und 1699 bis 1714 zu einer großen barocken Krankenhausanlage ausgebaut wurde. Trotz der großen Rolle, die die seelsorgerische Betreuung nach wie vor spielte, weist es bereits die typischen Elemente des neuen Spitaltyps auf: Eine geburtshilfliche Abteilung fehlt, dafür sind Chirurgie und (Innere) Medizin explizit und getrennt vorgesehen, wobei Männer und Frauen in eigenen Trakten untergebracht sind; es gibt eine eigene Apotheke und eine Wohnung für den ärztlichen Leiter. Meistens jedoch waren die Krankenanstalten für heutige Begriffe mit etwa zehn Betten winzig klein. Aus Kostengründen wurden alte Hospitäler in ihrer Funktion umgewidmet (sogar in Paris), es entstanden aber auch vereinzelt repräsentative Neubauten, so:

- 1725 in London
- 1727 Charité in Berlin
- 1748 in Edinburgh
- 1783–84 Allgemeines Krankenhaus in Wien.

Das Einzugsgebiet des riesigen Wiener Allgemeinen Krankenhauses war das gesamte Habsburgerreich. Ein Kennzeichen dieser Einrichtung war es, dass grundsätzlich eine Obduktion der dort Verstorbenen durchgeführt wurde, was wesentlich zur Vermehrung der nosologischen Kenntnisse beitrug. Im Zuge der «Säkularisierung» der Krankenbetreuung dienten die neuen Institutionen der Forschung sowie zunehmend auch der ärztlichen Ausbildung, wobei der studentische Unterricht am Krankenbett allerdings nur zögerlich und an einzelnen Orten Eingang ins Kurrikulum fand.

Zum ersten Zentrum klinischer Medizin entwickelte sich in den Jahren 1701 bis 1738 die Universität Leiden, wo der in ganz Europa berühmte **Herman Boerhaave** (1668–1738) Botanik, Chemie und Medizin lehrte und zeitweise bis 2000 Hörer um sich scharte. Er legte wenig Wert auf eigene theoretische Begründungen, weil er Descartes' mechanistischen und dualistischen Ansatz (vgl. Kap. 4.5) als hinreichend und plausibel einschätzte. Stattdessen räumte er der (eigenen und fremden) Erfahrung bzw. Beobachtung den entscheidenden Stellenwert ein und prägte damit auch seine Schüler, zu denen unter anderem Julien de LaMettrie (vgl. Kap. 5.2) und Albrecht von Haller (vgl. Kap. 5.4) gehörten. Besonders an zwei Orten konzentrierte sich im 18. Jahrhundert die von Boerhaave angestoßene Entwicklung, in Edinburgh und in Wien (siehe **Tab. 5-2**).

Tabelle 5-2: Klinische Medizin in Edinburgh und Wien (Schüler Boerhaaves sind mit * gekennzeichnet)

Edinburgh	Die Erste Wiener Schule
George Cheyne (1671–1743) *Kinder- und Nervenkrankheiten, Befürworter einer vegetarischen Ernährung*	
Alexander Monro* I (1697–1767) *Anatomie, Begründer einer Ärztedynastie bis 1846 (Sohn und Enkel als Nachfolger)*	Ger(h)ard van Swieten* (1700–1772) *Leibarzt Maria Theresias, Fakultätsreform nach Leidener Vorbild*
Robert Whytt* (1714–1766) *Reflexe, Schock, tuberkulöse Meningitis*	Anton de Haen* (1704–1776) *studentischer Unterricht am Krankenbett*
John Huxham (1692–1768) *Fleckfieber, Typhus*	Johann Leopold Auenbrugger (1722–1809) *Brustperkussion, Vergleich von klinischen Symptomen und Obduktionsbefund, Geisteskrankheiten*
William Cullen (1710–1790) *Neuropathologie, Gicht, Materia medica*	Anton Störck (1731–1803) *ab 1766 Leibarzt Maria Theresias, Unterrichts- und Medizinalreformen, Pharmakologie*
William Heberden (1710–1801) *Angina pectoris, Knötchen bei Polyarthrose, anaphylaktische Purpura, Ätiologie der Nierensteine, Nachtblindheit, Windpocken*	Maximilian Stoll (1742–1788) *Epidemiologie, Vergleich von klinischen Symptomen und Obduktionsbefund*
John Brown (1735–1788) *Irritabilitätsdynamismus (s. Kap. 5.4)*	Johann Peter Frank (1745–1821) *«System einer vollständigen medicinischen Policey» (s. Kap. 5.8)*
William Withering (1741–1799) *Digitaliswirkung*	Johann Lukas Boer (1751–1835) *Geburtshilfe (s. Kap. 5.7)*

6 Das 19. Jahrhundert

- Welche neuen Herausforderungen für die Medizin brachten die wirtschaftlichen und sozialen Umbrüche im 19. Jahrhundert mit sich?

- Was versteht man unter «romantischer» Medizin?

- Was bedeutet «Geburt der Klinik»?

- Was sind die Kennzeichen des neuen Krankenhaustyps, der sich im 19. Jahrhundert entwickelte?

- Was waren die Zentren der modernen Krankenhausmedizin und wer die jeweils bekanntesten Vertreter?

- Inwiefern wurde im 19. Jahrhundert das Labor zum «Tempel der medizinischen Wissenschaft»?

- Was waren die wichtigsten Stationen auf dem Weg zu Virchows Zellularpathologie?

- Weshalb wurde die Chirurgie im 19. Jahrhundert die «Königin der Medizin»?

- Wie erklärt sich der Aufstieg der Hygiene zur medizinischen Leitwissenschaft?

- Was sind die «Erregerpostulate», und was bedeutet «bakteriologisches Paradigma»?

- In welchem Zusammenhang entstand die Psychiatrie als neues medizinisches Fach, und in welche Richtungen entwickelte sie sich?

- Wie veränderten sich das Medizinstudium und das Berufsbild des Arztes im 19. Jahrhundert?

- Wer waren die wichtigsten Vertreter der naturheilkundlichen Bewegung?

- Was versteht man unter «Lebensreform»?

Im 19. Jahrhundert ist eine Vielzahl von tief greifenden Veränderungen in allen Bereichen des menschlichen Lebens (sozial, wirtschaftlich, politisch, kulturell, wissenschaftlich usw.) festzustellen, wie sie sich in keinem anderen Zeitabschnitt vorher derart schnell und radikal vollzogen hatten. Als «Initialzündung» dieser Einschnitte wird meistens die Französische Revolution (1789) angesehen, während der Beginn des Ersten Weltkriegs (1914) mit dem folgenden Zusammenbruch alter Macht- und Gesellschaftsstrukturen in Europa das Ende der Epoche markiert; da die beiden Grenzen jenseits 1800 bzw. 1900 liegen, wird das 19. Jahrhundert gern als «lang» bezeichnet.

6.1
Industrialisierung und Großstadt

Ein vordergründiges Kennzeichen der Zeit ist die Technisierung: Maschinen beschleunigten und vereinheitlichten Arbeitsabläufe und machten viele traditionelle Erwerbszweige und Arbeitsmöglichkeiten überflüssig. Zwar blieb Europa von der Bevölkerungsverteilung her bis in die zweite Hälfte des 19. Jahrhunderts ländlich, doch führte erzwungene Mobilität zu einem schnellen und überschießenden Anwachsen einiger weniger Städte, die sich mit Entwurzelten und Mittellosen füllten, ohne von ihrer Infrastruktur her auf den Massenansturm vorbereitet zu sein. In den Fabriken der neuen Wirtschaftszentren wiederum musste sich die menschliche Arbeitskraft den Vorgaben der maschinellen Produktion einerseits und der Gewinnorientierung der Eigentümer unterordnen, da die Möglichkeiten des Geldverdienens zumal für Ungelernte beschränkt waren. Am schnellsten und ausgeprägtesten war der Industrialisierungsprozess in Mittelengland, wo die Bevölkerung von Manchester zwischen 1770 und 1830 von 27 000 auf 183 000 Einwohner emporschnellte und die von Liverpool im gleichen Zeitraum von 34 000 auf 165 000. London dagegen wuchs in diesen 60 Jahren «nur» von rund 700 000 Einwohnern auf 1,5 Mio., und in Paris verdoppelte sich die Einwohnerzahl lediglich auf eine gute Million in den 1840er-Jahren.

Doch auch im wesentlich verzögert und deutlich langsamer reagierenden deutschsprachigen Raum berührten die sozialen Probleme durch Auflösung familiärer Bindungen, Statusverlust, Zusammenleben auf engstem Raum, Armut, Schmutz, Kinderarbeit, Mangel- und Fehlernährung, Alkoholmissbrauch usw. die Medizin unmittelbar: Das 19. Jahrhundert ist ein Jahrhundert der Seuchen, in dem Cholera, Typhus, Ruhr, Fleckfieber, Diphtherie und insbesondere die Tuberkulose sowie die venerischen Erkrankungen ungeahnte Bedeutung gewannen und in dem neue Leiden wie Rachitis, «Nervosität» und Hysterie, aber auch Arbeitsunfälle und berufsbedingte Krankheiten die Aufmerksamkeit der Ärzte erregten. Die Medizin war auf diese Weise auch mit zahlreichen sozialen Aufgaben konfrontiert und entwickelte sich zu einer gesellschaftlichen Deutungsmacht, was bisweilen kritisch als «Medikalisierung» des Lebens bezeichnet wird.

6.2
Ungleichzeitigkeit des Gleichzeitigen: «Romantische» Medizin

Was genau «romantisch» ist und wie lange die «Romantik» gedauert hat, ist umstritten, da viele kulturelle und wissenschaftliche Entwicklungen parallel verliefen. Die in den 1770er-Jahren geborene Romantiker-Generation erlebte Spätaufklärung, Klassik und Vormärz nicht nur mit, sondern verstand sich auch als eine Art Gegenbewegung. Die «romantische» Weltsicht wurde als umso wichtigeres Pendant empfunden, je stärker Naturwissenschaft und technischer Fortschritt die Oberhand gewannen, wie das Nebeneinander von «Romantik» und experimenteller Physiologie bzw. empiriegestützter Medizin zeigt: Die «romantischen» Komponisten Frédéric Chopin (1810–1849) und Richard Wagner (1813–1883) waren z. B. Altergenossen von Carl Ludwig (1816–1895) und Ignaz Semmelweis (1818–1865). Insofern mag es nicht ganz unproblematisch sein, von «romantischer» Medizin zu sprechen. Dennoch lassen sich verschiedene Akteure bestimmten «typisch romantischen» Elementen zuordnen. Manche Mediziner standen auch in enger Verbindung zu Philosophen und Künstlern dieser Zeit, einzelne vereinigten sogar in Personalunion wissenschaftliche und künstlerische Neigungen.

Beginnen wir mit der romantischen Vorliebe für das «Wunderbare»: Großen Eindruck auf die jungen Frühromantiker machte **Franz Anton Mesmer** (1734–1815), eine typische Gestalt des Barock, der – hypnotisch und suggestiv begabt – mit Vorführungen eines «tierischen Magnetismus» durch die europäischen Salons reiste und die Existenz übernatürlicher Kräfte demonstrierte, mit deren Hilfe man Menschen beeinflussen konnte. Das gastliche Haus des medizinisch interessierten Pastors **Justinus Kerner** (1786–1862) bot auch Unterkunft für Somnabule (Schlafwandlerinnen) und medial bzw. visionär begabte Menschen, die mit der Geisterwelt in Verbindung zu stehen meinten; der «Seherin von Prevorst» (1829) wurde so ein literarisches Denkmal gesetzt. Kerner versorgte auch einerseits Ratsuchende bis hin zur badischen Königsfamilie mit Amuletten gegen Krankheiten, anderseits stammt von ihm die bis heute unübertroffene erste Monografie über den Botulismus. Schon der Titel «Ansichten von der Nachtseite der Naturwissenschaften» (1808) deutet das Interesse des Verfassers **Gotthilf Heinrich (von) Schubert** (1780–1860) an seelischen Vorgängen, Träumen und Vorahnungen an. Der bekannte Geburtshelfer **Carl Gustav Carus** (1789–1869), der nebenher ein begabter Maler war, beschäftigte sich ebenfalls mit dem Leben der Seele und plädierte für Einfühlsamkeit auch bei der Naturerkenntnis.

In diesem ausgeprägten Nachdenken über psychische Vorgänge und über die verschwimmenden Grenzen zwischen dem Normalen, dem besonders Begabten und dem Krankhaften kann man durchaus die Anfänge der modernen Psychiatrie erkennen (vgl. Tab. 6-4 und Kap. 6.8). Für Empathie und Verständnis in der Irrenbetreuung plädierte beispielsweise der erfahrene Kliniker und erfolgreiche Neuroanatom

Johann Christian Reil (1759–1813) in seinen «Rhapsodien über die Anwendung der psychischen Curmethode» (1803). Die weltweit erste Professur für «Psychische Therapie» erhielt 1811 der Leipziger **Johann Christian August Heinroth** (1773–1843), der die Insassen des städtischen «Arbeits-, Zucht- und Waisenhauses» ärztlich betreute. Er versuchte eine anthropologische Fundierung der Geisteskrankheiten, die ihn zu einem pädagogischen Ansatz in der Behandlung führte; demnach löst chronifiziertes Fehlverhalten im weitesten Sinn (nicht nur Ausschweifungen, sondern z. B. auch Verharren in Kummer oder selbstverschuldete Armut) Wahnsinn aus und muss dementsprechend korrigiert werden. Seine moralisierenden und in pietistischer Terminologie vorgetragenen Argumente sowie die verordneten zeittypischen Zwangsmaßnahmen drängen allerdings das humane Grundanliegen in den Hintergrund. Der anthropologisch-entwicklungspsychologische Ansatz Heinroths wurde jedoch immer wieder aufgegriffen, so zum Beispiel vom Berliner Ordinarius für Psychiatrie Karl Wilhelm Ideler (1795–1860). Den Versuch, christliche Philosophie, Naturbetrachtung und Medizin zu verbinden, findet man auch bei Karl Josef Hieronymus Windischmann (1775–1839); besonders ausgeprägt und schon für die Zeitgenossen irritierend war die Durchdringung von Religion und Medizin allerdings bei Johannes Nepomuk von Ringseis (1785–1880), der die meisten Krankheiten auf die Sündhaftigkeit des Menschen zurückführte.

Wie in Kapitel 5 gezeigt, beruhte die Medizin um 1800 noch immer auf naturphilosophischen Grundlagen, bei denen jedoch verschiedene Theorien konkurrierten. Es war weder eine nutzbringende Umsetzung der gewonnenen morphologischen Erkenntnisse noch gar eine Einbindung des neuen physikalischen und insbesondere chemischen Wissens gelungen. So erklärt sich die Anziehungskraft, die der Philosoph **Friedrich Wilhelm Schelling** (1775–1854), der an den Universitäten von Jena, Würzburg, Erlangen, München und Berlin wirkte, auf eine ganze Studentengeneration ausübte. Schelling entwickelte (letztmals) eine umfassende naturphilosophische Konzeption, die insofern als «romantisch» bezeichnet werden kann, als sie sich dezidiert gegen ein mechanistisch-rationales Weltbild wandte und das spezifisch Organische des Lebendigen in den Mittelpunkt der Betrachtungen stellte. Dazu passt auch die Vorstellung von einem ordnenden obersten Prinzip und von der Idealoption einer Synthese von Natur und Geist, Objekt und Subjekt, Realem und Irrealem, Ding und Gedachtem. Gleichzeitig griff Schelling sowohl zeitgenössische philosophische Ideen als auch Begriffe aus naturwissenschaftlichem Kontext (Elektrizität, Magnetismus, Lebenskraft, Sensibilität usw.) auf, so dass bei seinen Hörern der Eindruck entstand, dass endlich Ordnung in die Vielfalt der Meinungen gebracht worden sei. Die Lehren Schellings waren zum Beispiel mit dem beliebten Brownianismus (vgl. Kap. 5.4) gut vereinbar, den im deutschsprachigen Raum besonders der Schelling-Schüler Andreas Röschlaub (1768–1835) verbreitete. Schellings Vergleiche und Analogien lieferten gleichsam die methodische Rechtfertigung für die vergleichende funktionelle Anatomie, so zum Beispiel bei Philipp Franz von Walthers (1782–1849) «Physiologie des Menschen mit durchgängiger Rücksicht auf die comparative Physiologie der Tiere», und das (traditionsreiche) Denken in Gegensätzen veranlasste Ignaz Paul Vitalis

Troxler (1780–1866) zu einer polaren Ordnung der Heilmittel und einer Zweiteilung der Krankheiten in «plastische» und «dynamische».

6.3
Die «Geburt der Klinik»

Im 18. Jahrhundert hatte an einzelnen Orten systematische Krankenbeobachtung und klinischer Unterricht begonnen, und es waren spezielle Krankenanstalten entstanden. Diese Entwicklung setzte sich nunmehr mit steigender Geschwindigkeit und ab der Jahrhundertmitte auf breiter Front fort (siehe **Tab. 6-1**). Obwohl die Ausrichtung nicht mehr hauptsächlich karitativ, sondern speziell auf Kranke fokussiert war, blieb der «Geruch des Armenhauses» dem Krankenhaus jedoch das ganze 19. Jahrhundert erhalten. Das wissenschaftliche Interesse am «Krankengut», gekennzeichnet durch gezielte Beobachtung und physikalische Untersuchungsmethoden sowie durch den

Tabelle 6-1: Zentren der Hospitalmedizin

Paris	Pierre Joseph Desault (1738–1795)
	Frakturbehandlung, typ. Verband bei Clavicula-Fraktur
	Philippe Pinel (1745–1826)
	genaue klinische Beobachtung, psychiatrische Kasuistiken, Reform der Irren-pflege (vgl. Kap. 6.8)
	Jean Nicolas Corvisart des Marest (1755–1821)
	Vergleich von Perkussion und Sektionsergebnissen bei Lungen- und Herzleiden
	François Xavier Bichat (1771–1802)
	Vergleich von Klinik und pathologischem Befund, Gewebelehre (vgl. auch Kap. 5.3)
	François Joseph Victor Broussais (1772–1838)
	organbezogene Lokalisierung von Krankheiten, Therapie mit großzügigem Blutentzug durch Blutegel
	Guillaume Dupuytren (1777–1835)
	Gefäß- und Extremitätenchirurgie, Beugekontraktur der Finger bei Schrumpfung der Palmaraponeurose
	Hyacinthe Laënnec (1781–1826)
	Entwicklung des Stethoskops und der Auskultationsmethode
	Pierre Charles Alexandre Louis (1787–1872)
	statistische Verfahren (méthode numérique) zur Bewertung von klinischen Zeichen und zum Nachweis der Schädlichkeit des Aderlassens bei fiebrigen Krankheiten

Dublin	John Cheyne (1777–1836) William Stokes (1804–1878) *Cheyne-Stokes-Atmung bei Bulbus-Schädigung*
	Robert James Graves (1797–1853) *Trias aus Tachykardie, Struma und Exophthalmus bei Hyperthyreose*
London	Thomas Addison (1793–1860) *primäre chronische Nebenniereninsuffizienz, perniziöse Anämie, Arbeiten zur Fettleber, Appendizitis und Pneumonie*
	Thomas Hodgkin (1798–1866) *maligne Lymphogranulomatose, später Verlagerung der Tätigkeit auf soziale Aktivitäten*
Die Zweite Wiener Schule	Carl von Rokitansky (1804–1878) *erster Wiener Lehrstuhl für Pathologie (Arbeitsteilung zw. Sektion und Klinik), erstes Handbuch der speziellen Pathologie mit anatomiebezogener Gliederung, Blut als eigentlicher Sitz der Krankheiten, letzter Vertreter einer «Krasenlehre»*
	Josef Dietl (1804–1878) *therapeutischer Nihilismus (= weitgehender Verzicht auf Medikamente, Vorrang theoretischen Wissensgewinns)*
	Joseph Skoda (1805–1881) *Thoraxkrankheiten mit Verlaufsbeobachtung, Systematisierung der Schallphänomene bei Perkussion und Auskultation*
	Ferdinand von Hebra (1816–1880) *Begründung der Dermatologie, Entdeckung der Krätzemilbe, Wasserbett bei Verbrennungen, bullösen Hauterkrankungen und zur Dekubitusprophylaxe*

Abgleich zwischen klinischem Symptom und pathologisch-anatomischem Korrelat, veränderte die Medizin im Bereich der Diagnostik und Nosologie grundlegend. Die Einführung des Fiebermessens durch den Leipziger Internisten Carl Reinhold August Wunderlich (1815–1877) sowie die statistische Auswertung der Ergebnisse markieren endgültig die Hinwendung zur messenden, objektivierenden und normierenden Medizin; kein Krankenhausneubau kam mehr ohne Sektionsraum und Labor aus.

Die Krankenhausmedizin modernen Zuschnitts entstand ohne Zweifel in Paris, wo um 1800 über 6200 Patienten in Krankenhäusern und weitere 14 000 in krankenhausähnlichen Institutionen untergebracht waren. Die Unterbringung der Kranken war wenig komfortabel; eine Belegung der Betten mit jeweils drei bis fünf Kranken war die Regel. Entsprechend hoch lag die Sterblichkeit mit über 25 % bei den Neuaufnahmen. In ganz England gab es dagegen zur gleichen Zeit nur etwa 3000 Krankenhausbetten und die Sterblichkeit in den Einrichtungen lag unter 10 %. Die therapeutischen Möglichkeiten der Inneren Medizin blieben allerdings insgesamt gering;

vorteilhaft für die Patienten war sicher der Abschied von den exzessiven Aderlässen der Barockzeit. Die Pharmakotherapie trennte sich nur zögernd von ihren traditionellen Wurzeln, aber immerhin gelang schon 1806 die isolierte Herstellung von Morphium, 1818 von Strychnin (bei Herzinsuffizienz eingesetzt), 1820 von Chinin und 1832 von Chloral; die moderne, physiologisch-chemisch orientierte Pharmakologie etablierte sich in den letzten beiden Jahrzehnten des 19. Jahrhunderts an den Universitäten.

Die Erfolge der Hospitalmedizin motivierten im Verlauf des 19. Jahrhunderts nach und nach alle Städte zu Krankenhausneubauten, die wesentlich mehr Plätze boten als die alten Hospitäler; 100 bis 150 Betten waren keine Seltenheit. 1875 gab es im Deutschen Reich rund 3000 Spitäler mit zusammen über 140 000 Betten, um 1900 hatte sich die Zahl der Anstalten mehr als verdoppelt und die Bettenzahl verdreifacht. Ein modernes, repräsentatives Krankenhaus gehörte nun zur adäquaten städtischen Infrastruktur.

In der Architektur spiegelte sich die Entwicklung der Medizin: Entsprechend der Spezialisierung der einzelnen Fächer wurden mindestens internistische und chirurgische Abteilungen abgetrennt und man achtete auf Isolierung der Patienten mit ansteckenden Krankheiten. Meist wurden kleinere Häuser im symmetrischen Korridorsystem mit in der Mitte gelegenem Treppenhaus gebaut, größere Anstalten bestanden wegen der besseren Durchlüftung aus einzelnen «Pavillons» und bildeten oftmals eine Stadt im Kleinen mit eigener Gärtnerei, Landwirtschaft, Wäscherei, Näherei, Heizwerk, Reparaturwerkstatt, Wasserversorgung, Kirche, Veranstaltungsraum, Direktorenwohnung und Unterkünften für Ärzte und Pflegekräfte. Erhalten blieben die großen Krankensäle, und die sanitären Einrichtungen waren auch für damalige Anforderungen unbefriedigend.

6.4
Die naturwissenschaftliche Grundlegung der Medizin in der Physiologie

Die tiefgreifendsten Veränderungen in der Medizin erfolgten in den Grundlagenfächern, durch die die Heilkunde eine naturwissenschaftliche Fundierung erhielt; die Zeit, in der gleichzeitig verschiedene naturphilosophische Theorien konkurrierten, neigte sich dem Ende zu. Im deutschen Sprachraum war es der Schelling-Schüler **Johannes Müller** (1801–1858), der in Berlin die experimentelle Physiologie begründete und dabei eine Gruppe begabter Nachwuchswissenschaftler um sich scharen konnte, die das neue Forschungskonzept ihrerseits verbreiteten und voranbrachten (siehe **Tab. 6-2**). Der vielseitig begabte Müller hat selbst auf den Gebieten der Sinnes-, Sprach-, Sekretions-, Blut-, Nerven- und Reflexphysiologie sowie in der vergleichenden Embryologie gearbeitet und ist heute durch den «Müller-Gang» bekannt.

In Frankreich legte zunächst **François Magendie** (1783–1855) den Grundstock für eine experimentelle Ausrichtung der Physiologie vor allem durch Tierversuche.

Tabelle 6-2: Die Johannes Müller-Schule

Friedrich Gustav Jakob Henle (1809–1885)	Anatom mit histologischem Schwerpunkt («Henle'sche Schleife»), Forderung nach «Physiologischer Pathologie» am Krankenbett, Grundlagen der Mikrobiologie (vgl. Kap. 6.6)
Theodor Ambrose Hubert Schwann (1810–1882)	Wegbereiter der Zelltheorie (vgl. Kap. 6.5), «Schwann'sche Scheide»
Carl Friedrich Wilhelm Ludwig (1816–1895)	Registrier- und Aufzeichnungsverfahren physiologischer Abläufe, Neurophysiologie, über 200 Schüler aus aller Welt, darunter Iwan Pawlow
Albert von Koelliker (1817–1905)	Histologie, Embryologie, Grundlagen der Neuronentheorie
Emile du Bois-Reymond (1818–1896)	Elektrophysiologie, Forderung nach neuem Stellenwert der Naturwissenschaften im Bildungskanon
Ernst Wilhelm von Brücke (1819–1892)	Zell-, Sprach-, Verdauungsphysiologie, Enzymforschung, auch Kunsttheorie
Hermann Julius Ferdinand von Helmholtz (1821–1894)	Energieerhaltungsgesetz, Nervenleitgeschwindigkeit, Sehphysiologie, Augenspiegel, physikalische und meteorologische Arbeiten, Erkenntnistheorie
Rudolf Virchow (1821–1902)	Begründer der Zellularpathologie (vgl. Kap. 6.5)

So gelang ihm zum Beispiel die Differenzierung zwischen den motorischen und sensorischen Nervenwurzeln im Rückenmark und die Klärung der Beschaffenheit des Liquors. Noch bekannter ist sein Schüler **Claude Bernard** (1813–1878), der die naturwissenschaftliche Grundlagenforschung eindeutig über die klinische Arbeit stellte, und von dem der berühmte Ausspruch von Labor als «Tempel der medizinischen Wissenschaft» stammt. Sein Arbeitsgebiet war die innere Sekretion, wobei er das Prinzip des Stoffwechsels und die Rolle von Galle und Pankreas bei der Verdauung entdeckte. Ferner konnte er die Funktion der Leber im Zuckerkreislauf sowie bei der Bildung des Glykogens klären. Ein zweites Interessengebiet war die nervale Steuerung autonomer Vorgänge, was ihn schließlich zum Begriff des *milieu intérieur* führte, dem abgegrenzten, aber auf die Umwelt abgestimmten Ablauf der Vorgänge im Organismus.

6.5
Zellularpathologie

Durch die Klärung des anatomischen Substrats für klinisch beobachtete Symptome hatte die Pathologie eine neue Bedeutung für die Medizin gewonnen. Die Frage nach dem eigentlichen Sitz der Krankheiten war jedoch offen; nach wie vor konkurrierten Säfte- (Blut-) und Organpathologie. Den definitiven Abschied von humoralen Konzepten bedeutete erst die **Zellularpathologie**, die mit dem Namen **Rudolf Ludwig Karl Virchow** (1821–1902) verbunden ist. Dieser konnte auf Vorarbeiten zurückgreifen:

- die Gewebepathologie Marie-François Xavier Bichats (1771–1802) (vgl. Kap. 5.3)
- die Untersuchungen von Pflanzenzellen des Botanikers Matthias Jacob Schleiden (1804–1881)
- die Beschreibung tierischer Zellen bei Johann Evangelista Purkyně (1787–1869) und Theodor Schwann (1810–1882)
- die Klärung der Zellvermehrung durch Zellteilung (*omnis cellula e cellula*) durch den Neurohistologen und Embryologen Robert Remak (1815–1865), der die Elektrotherapie bei Muskel- und Nervenleiden einführte.

Virchow identifizierte die Zelle als kleinste morphologisch und funktionell autonome Einheit des Organismus und interpretierte die Krankheitsentstehung als zelluläre Antwort auf einwirkende Reize. Damit entschied er die zeitgenössische Diskussion zugunsten eines lokalistischen Krankheitsverständnisses, das vor allem die aufstrebende Chirurgie (vgl. Kap. 6.7) bereitwillig übernahm. Der unmittelbaren Plausibilität der neuen Lehre, ihrer Kompatibilität mit der voranschreitenden Physiologie und nicht zuletzt Virchows persönlichem Ansehen und Einfluss ist es zu verdanken, dass an allen Universitäten, auch an den zunächst zögerlichen Fakultäten, Lehrstühle für Pathologie eingerichtet wurden. Von großer Bedeutung für die Disziplinenbildung, aber auch als Forum für den wissenschaftlichen Austausch war die von Virchow begründete und noch immer existierende Fachzeitschrift «Archiv für pathologische Anatomie und Physiologie und für klinische Medizin». Virchows Engagement ging jedoch über die Medizin hinaus: Seit seiner Assistentenzeit war er politisch aktiv und bemühte sich um Demokratisierung und Verbesserung sozialer Missstände, so zum Beispiel 1880 bis 1893 als Reichstagsabgeordneter. In seiner antiklerikalen Haltung (von ihm stammt der Ausdruck «Kulturkampf») und mit seiner optimistischen Überzeugung, gesellschaftliche Probleme ließen sich auf (natur)wissenschaftlicher Basis lösen, repräsentiert Virchow in typischer Weise die Haltung vieler Intellektueller im ausgehenden 19. Jahrhundert.

6.6
Hygiene und Bakteriologie

Die ursprüngliche Bedeutung des Begriffs «Hygiene» (von griech. *hygíeia* = Gesundheit) ist «Erhaltung der Gesundheit», und zwar durch individuelle Beachtung der diätetischen Grundprinzipien (vgl. Kap. 3.2). In der Neuzeit kamen staatliche Interessen und entsprechende Maßnahmen dazu (vgl. Kap. 5.8). Vor allem die in den explosionsartig wachsenden Städten grassierenden Seuchen wurden im 19. Jahrhundert zu einer medizinischen ebenso wie einer politischen Herausforderung; «Hygiene» war somit eine gesamtgesellschaftliche Angelegenheit. Die statistische Analyse der Londoner Todesfälle durch Cholera hatte **John Snow** (1813–1858) bereits 1854 zur Erkenntnis geführt, dass sich um bestimmte Brunnen herum die Erkrankungsfälle clusterartig häuften, so dass mithin von einer «Wasserkrankheit» auszugehen war. Da diese bevorzugt in den neuen Armenvierteln auftrat, verbanden sich im von engagierten Bürgern getragenen *sanitary movement* philanthropische und pädagogische Bestrebungen (Plädoyer für Sauberkeit) mit konkreten Bemühungen um Kanalisation, Straßenreinigung und Wasserversorgung. In Deutschland war es **Max von Pettenkofer** (1818–1901), der Inhaber der ersten Professur für Hygiene (München 1865), der entsprechende Verbesserungen im zähen Ringen mit der Stadtverwaltung und unter Verweis auf den wirtschaftlichen Schaden durch vermeidbare Krankheiten durchsetzte.

Die Widerstände resultierten nicht nur aus den erheblichen Kosten für die erforderlichen Investitionen, sondern auch aus dem Fehlen eines wissenschaftlichen Beweises für deren Notwendigkeit und Effekt. Noch immer war die Miasmenlehre verbreitet (vgl. Kap. 3.5), die sogar durch die sichtbare Umweltverschmutzung (z. B. den berüchtigten Londoner Nebel) sowie durch die Wirksamkeit entsprechender Gegenmaßnahmen neuen Auftrieb erhielt. Gegen die Kontagienlehre bestanden dagegen große Vorbehalte, auch bei bekannten Forscherpersönlichkeiten wie Virchow und Pettenkofer, obwohl schon einzelne Mikroben als Krankheitserreger identifiziert worden waren (Trichinen 1832, Trichomonas vaginalis 1835), und obwohl die grundlegenden Arbeiten zur Klassifikation und Pathogenität von Bakterien von **Ferdinand Julius Cohn** (1828–1898) vorlagen.

Sogar der im 20. Jahrhundert als «Retter der Mütter» gerühmte Wiener Geburtshelfer **Ignaz Philipp Semmelweis** (1818–1865), der als Maßnahme gegen das Kindbettfieber mit sehr guten Erfolgen das Händewaschen mit wässriger Chlorkalklösung empfahl, war keineswegs überzeugter Kontagionist. Da eine naturwissenschaftliche Basis für seine damals unerhörte Behauptung, die tödliche Krankheit werde durch die Ärzte selber ausgelöst, fehlte, wurden denn auch im Revolutionsjahr 1848 seine Forderungen politisch gegen ihn verwendet. Erst auf dem Budapester Lehrstuhl konnte er ab 1857 seine hygienischen «antiseptischen» Vorstellungen durchsetzen.

Einen entscheidenden Durchbruch für die moderne mikrobiologisch orientierte Hygiene brachten die Forschungsergebnisse des Chemikers **Louis Pasteur** (1822–1895), der bei seiner Beschäftigung mit dem Gärungsvorgang die Bedeutung von Mikroorganismen entdeckte, die er auch bei Fäulnisprozessen und Wundeiterung feststellen konnte. Durch seine Experimente zur Keimfreiheit wurde die alte Spontanzeugungslehre endgültig widerlegt; auch die Ubiquitätstheorie wurde durch den Nachweis der spezifischen Wirkung von Mikroorganismen, die keineswegs «überall», sondern nur unter bestimmten Bedingungen vorhanden sind, hinfällig. Pasteurs Interesse galt stets praktischen Fragen, zunächst der Verbesserung von Wein-, Essig- und Bierherstellung sowie der Lebensmittelkonservierung und ab 1877 der Prävention von ansteckenden Krankheiten. 1881 gelang ihm die erfolgreiche Impfung von Nutztieren mit abgeschwächten Milzbranderregern, und 1885 konnte er ein mit ähnlicher Technik hergestelltes Tollwutserum für den Menschen zum Einsatz bringen. Pasteurs Erfolge machten ihn zu einem französischen Nationalhelden, der ab 1888 in einem opulent ausgestatteten und noch heute bestehenden (außeruniversitären) Forschungsinstitut arbeiten konnte.

Der für die Medizin bedeutendste Protagonist der Infektionslehre und ab den 1880er-Jahren aus persönlichen, fachlichen und nationalen Gründen direkter Konkurrent Pasteurs war **Robert Koch** (1843–1910). Noch während seiner Tätigkeit als Provinz-Landarzt konnte er den Milzbranderreger mikroskopisch nachweisen und durch Übertragungsversuche den Lebenszyklus einschließlich der Endosporenform aufklären, womit er 1876 zunächst die Professoren der Universität Breslau überzeugte. 1880 wurde Koch die Leitung der neuen bakteriologischen Abteilung am Kaiserlichen Gesundheitsamt in Berlin übertragen und er konnte dort erstmals mit Assistenten arbeiten. 1885 erhielt er eine Professur an der dortigen Medizinischen Fakultät und 1891 ein dem Pariser «Institut Pasteur» nachempfundenes großes Forschungsinstitut. Kochs Ansatz war morphologisch; er entwickelte die heute selbstverständlichen flach-runden Nährboden-Platten zur Anzucht, und er beeindruckte das Publikum durch die Visualisierung der Bakterien mittels differenzierender Färbungen. Seinen Ruhm, der 1905 im Nobelpreis gipfelte, verdankte Koch der Entdeckung des Tuberkulose- und des Choleraerregers (1882), womit der ansteckende Charakter dieser Krankheiten bewiesen war. Die neue Mikrobiologie veränderte die Krankheitsvorstellungen in der Medizin zwar langsam, aber letztlich so nachhaltig, dass man von einem «**bakteriologischen Paradigma**» sprechen kann. Auf Koch gehen die sogenannten «**Erregerpostulate**» zurück; um einen Kausalzusammenhang zwischen Keim und Krankheit zu beweisen, müssen folgende Bedingungen erfüllt werden:

■ Nachweis und Isolierung eines bestimmten Erregers bei einem erkrankten Individuum

■ Anzucht dieses Erregers in Reinkultur

■ Auslösung der gleichen Krankheit nach Überimpfen des Erregers auf ein Versuchstier

■ erneuter Erregernachweis beim Versuchstier.

Durch die Erfolge Pasteurs waren die Erwartungen groß, durch Impfseren die Infektionskrankheiten besiegen zu können. Das von Koch entwickelte, zunächst für ein Heilmittel gehaltene und deswegen enthusiastisch gefeierte Serum aus abgetöteten

Mykobakterien («Tuberkulin-Rausch» 1890) entpuppte sich allerdings nur als diagnostisches Hilfsmittel. Auch der Entdecker des Gonokokkus, der Dermato-Venerologe Albert Neisser (1855–1916), experimentierte vergeblich (und ethisch höchst problematisch) an Prostituierten mit einem Syphilisserum. Erfolgreicher war die von **Emil von Behring** (1854–1917) vorangetriebene Blutserumtherapie, durch die körpereigene Abwehrstoffe gegen einen Erreger als passive Immunisierung übertragen wurden. Zwischen 1890 und 1893 entwickelte er die Antitoxinbehandlung gegen Diphtherie und Tetanus, was 1904 mit dem Nobelpreis belohnt wurde. 1913 konnte Behring eine aktive Diphtherieschutzimpfung vorstellen. Er vermarktete seine Forschungsergebnisse zuerst in Kooperation mit Hoechst, ab 1904 in seinen eigenen Behringwerken.

6.7
Die Chirurgie als «Königin der Medizin»

Während die therapeutischen Möglichkeiten der Inneren Medizin während des 19. Jahrhunderts mit ihren diagnostischen Erfolgen nicht Schritt halten konnten, entwickelte sich die Chirurgie zur wirklich «heilenden» medizinischen Disziplin. Dies geschah in zwei Schritten, von denen der erste zunächst nur tragische Folgen hatte: Bis in die Mitte des 19. Jahrhunderts war der Schmerz und der damit einhergehende «Schock» der entscheidende limitierende Faktor für operative Eingriffe, die aus diesem Grund sehr schnell vorgenommen werden mussten; differenzierte Chirurgie erfordert jedoch Zeit, und diese wurde durch **Anästhesie** gewonnen: Die Präsentation von **Lachgas**, dessen analgetische Wirkung der Bostoner Zahnarzt **Horace Wells** (1815–1848) zufällig in einem Varieté gesehen und bei einigen Patienten ausprobiert hatte, schlug 1845 vor studentischem Publikum fehl und ruinierte seinen Ruf; Lachgas blieb bis auf Weiteres wegen seiner euphorisierenden Wirkung eine Jahrmarktsbelustigung.

1846 kam Wells früherer Praxiskollege **Thomas William Green Morton** (1819–1868) auf die Idee, den schon seit dem 15. Jahrhundert bekannten **Schwefeläther** als Anästhetikum zu benutzen, und nach Tier- und Selbstversuchen setzte er ihn bei einer Zahnextraktion sowie bei einer öffentlichen Operation ein. Kurz darauf erprobte der für sein rasantes Vorgehen berühmt-berüchtigte schottische Chirurg Robert Liston (1794–1847) das Verfahren in London bei einer Beinamputation, und nach diesem Erfolg trat der Äther seinen Siegeszug um die Welt an. Der scharf riechende, explosive und (durch Verunreinigungen) Schleimhaut reizende Stoff war allerdings nicht unproblematisch: Es kam im Initialstadium zu Erregungszuständen und während der Operation zu Herz-Kreislauf- oder Atmungsversagen sowie beim medizinischen Personal zu Leberschäden.

Das fast gleichzeitig aufkommende **Chloroform** bot sich als Alternative an: 1847 verabreichte es der Edinburgher Geburtshelfer **James Young Simpson** (1811–1870) nach unbefriedigenden Erfahrungen mit Äther gegen den Wehenschmerz. Die Substanz machte als Narkose «*à la reine*» international Furore, nachdem Königin Victoria sie sich 1853 bei einer Entbindung hatte verabreichen lassen. Allerdings wurden bald die ersten Todesfälle nach Chloroformgabe beschrieben, so dass sich Äther letztlich als die sicherere Substanz erwies.

Die nunmehr eröffnete Option, langsamer, gründlicher, mit feinerer Technik und differenzierterem Instrumentarium zu operieren, führte zu einem explosionsartigen Anstieg der Eingriffe – verbunden jedoch mit einer ebenso starken Zunahme der (in bis zu 50 % tödlichen) Wundinfektionen («Hospitalbrand»).

Um der Chirurgie zum heilenden Durchbruch zu verhelfen, war ein zweiter Entwicklungsschritt nötig: Die parallel zu Semmelweis (vgl. Kap. 6.6) gewonnene Erkenntnis, dass die fatalen Folgen der Operationen iatrogener Natur waren, veranlasste den Edinburgher und 1877 nach London berufenen Chirurgen **Joseph Lister** (1827–1912), ab 1865 ein chemisches Vorgehen als «**Antisepsis**» zu entwickeln: Bei offenen Knochenbrüchen und Operationswunden sowie zur Vorbehandlung der Instrumente und des Nahtmaterials wandte er fünfprozentige Karbolsäure an, so dass ihm die keimarme Catgutnaht zu verdanken ist; in der Nachbehandlung erwies sich seine Praxis der Wunddrainage als hilfreich. Um von vornherein Infektionen zu verhindern, ging Lister später dazu über, über dem Operationsfeld Karbolsäure versprühen zu lassen. Die dauernde Einwirkung dieser Zerstäuber bewirkte jedoch Allergien, Hautverätzungen und Organschäden beim Personal und wurde auch in ihrer Wirksamkeit überschätzt. Da Lister im Gegensatz zu Semmelweis auf die Arbeiten Pasteurs zurückgreifen konnte, war seine Vorgehensweise auch theoretisch untermauert, so dass seine Methoden nach und nach allgemeine Akzeptanz fanden.

Nunmehr waren erstmals Eingriffe in Körperhöhlen möglich, so dass 1882 die erste Cholezystektomie, 1883 die erste Operation der Appendizitis und 1885 die antekolische Gastroenterostomie («Billroth II») gewagt werden konnten.

Der letzte Schritt zur Infektionsprophylaxe gelang **Curt Theodor Schimmelbusch** (1860–1895), der nicht nur eine nach ihm benannte Maske für die Äther- und Chloroform-Tropfnarkose entwickelte, sondern auch die Dampfsterilisation für Instrumente, Naht- und Verbandmaterial sowie die Operationskleidung einführte, um so aseptisches Arbeiten zu ermöglichen (1892).

Der immer noch benutzte Ausdruck von den Ärzten als «**Göttern in Weiß**» orientiert sich zum einen an der hierarchischen Struktur chirurgischer Abteilungen des 19. und frühen 20. Jahrhunderts; das Machtwort des Klinikdirektors entschied unangefochten über Wohl und Wehe des Personals. Zum andern lag auch das Schicksal der Patienten in der Hand des Chirurgen: Abgesehen von der wenig entwickelten Diagnostik, wurden Eingriffe auch aus Angst so lange wie irgend möglich hinausgeschoben, so dass sich die Operateure nur zu oft mit fortgeschrittenen oder terminalen Krankheitsstadien konfrontiert sahen, in denen sie eine heroische Ad-hoc-Entscheidung treffen mussten, um wenigstens den Versuch einer Rettung zu machen. Viele Verfahren, die später Standard wurden, wurden in solchen hoffnungslosen Situationen erstmals angewandt, das Überleben der Operation galt unter diesen Umständen schon als Erfolg. Zum Ruhm der Chirurgen trug auch das öffentliche Operieren sen-

Tabelle 6-3: Die große Zeit der Chirurgie

Bernhard (von) Langenbeck (1810–1887)	Begründer der experimentellen Chirurgie, Verbesserung der operativen Blutstillung, Entwicklung zahlreicher Instrumente («L.-Haken») und Op.-Verfahren in Traumatologie und plastischer Chirurgie
Carl Thiersch (1822–1895)	epitheliale Herkunft der Karzinome
Johannes Friedrich August (von) Esmarch (1823–1908)	Verbandspäckchen für Soldaten (1870), künstliche Blutleere (1873)
Christian Albert Theodor Billroth (1826–1894)	Umsetzung mikrobiologischer Ergebnisse in der Wundbehandlung, neue Verfahren in der Magenchirurgie («B I»-, «B II-Magen»)
Richard von Volkmann (1830–1898)	Wegbereiter der Aseptik in Deutschland, viele Neuerungen in der Gelenkchirurgie («V.-Dreieck», «-Schiene», «-Kontraktur»)
Ernst (von) Bergmann (1836–1907)	Neuerungen in der Wundbehandlung, Durchsetzung der Dampfsterilisation, Begründer der Hirnchirurgie
Theodor Kocher (1841–1917)	Schilddrüsenchirurgie
Friedrich Trendelenburg (1844–1924)	Neuerungen in Gefäß-, Knochen- und plastischer Chirurgie
Johannes von Mikulicz-Radecki (1850–1905)	Ösophagoskopie, «M.-Peritonealklemme», «M.-Tamponade» bei größeren Wundflächen
August Bier (1861–1949)	Lumbalanästhesie (1899), Operation der Knochen-Tbc, Hyperämie bei Infektionen («B.'sche Stauung»)
Ferdinand Sauerbruch (1875–1951)	Lungenoperation in Unterdruckkammer, Herzoperation, bewegliche Handprothese

sationeller «Fälle» vor begeistertem Publikum im Hörsaal bei. **Tabelle 6-3** gibt einen Überblick über die bekanntesten Chirurgen dieser Zeit.

6.8
Anfänge der Psychiatrie

Wie die meisten medizinischen Spezialfächer entstand auch die moderne Psychiatrie im 19. Jahrhundert. Von ihren «romantischen» Wurzeln war bereits die Rede (vgl. Kap. 6.2 und **Tab. 6-4**). Ausgehend von Mesmers «Magnetismus» setzte sich die leich-

Tabelle 6-4: Anfänge der Psychiatrie

	«Mystiker»	«Psychiker»	Somatiker	«Materialisten»
Auslöser psychischer Krankheiten	Geisterwelt	Fehlverhalten, Fehlhaltung, Sünde	endogene oder evtl. exogene Noxen	lokale Störungen
Lokalisation der Krankheit	Seele	Seele	Hirn als Ganzes; Seele kann nicht erkranken	Hirnareale; Vorstellung von «Seele» ist Produkt des Gehirns
Vertreter, z. B.	Kerner	Heinroth	Reil	Griesinger, Wernicke

ter nachzuvollziehende **Hypnotisierung** mittels eines fixierten (pendelnden) Gegenstands durch, die James Braid (1795–1860) entwickelte. Besonders in den europaweit berühmten Hysterie-Präsentationen des Pariser Neurologen **Jean-Martin Charcot** (1825–1893) kam Hypnose zum Einsatz, und dort lernte **Sigmund Freud** (1856–1939) dieses Verfahren kennen.

Bei alledem soll jedoch nicht vergessen werden, dass es im 18. Jahrhundert, dem «Zeitalter der Vernunft», zu einem geschärften Blick für das Abweichende und damit auch für Geisteskrankheiten gekommen war. Erst in dieser Zeit entstanden – wenn auch nur an wenigen Orten – spezielle Institutionen für Geisteskranke. Die berüchtigten rabiaten Maßnahmen (Dauerbad, Drehstuhl, Zwangsjacken, Schläge, Dunkelzellen, drastische Abführ- und Brechmittel usw.) entsprangen dem Bestreben nach normalisierender Korrektur, aber auch der therapeutischen Hilflosigkeit, und das sollte im ganzen 19. Jahrhundert so bleiben. Nur punktuell führten die humanitären Bestrebungen der Aufklärung sowie die Einforderung bürgerlicher Freiheiten zu einem Überdenken der Irrenpflege. Die Legende von der «Befreiung der Geisteskranken von ihren Ketten» in der Pariser Anstalt Bicêtre durch den reformorientierten Irrenarzt **Philippe Pinel** (1745–1826) ist beispielsweise im Kontext der Französischen Revolution, besonders des Sturms auf die Bastille, zu sehen. Pinel sowie sein Schüler **Jean Etienne Dominique Esquirol** (1772–1840) plädierten in ihren Nosographien für eine Entmystifizierung der Geisteskrankheiten und eine «psychologische» Betreuung (*traitement moral*).

Auch John Conollys (1794–1866) Forderung nach «no restraint» (Verzicht auf Zwangsmaßnahmen) gehört in diesen Zusammenhang und markiert den Anfang der Sozialpsychiatrie. Diese Anregungen wurden von dem politisch engagierten Psychiater **Wilhelm Griesinger** (1817–1868) aufgegriffen, der sich in Tübinger, Zürcher und Berliner Einrichtungen für entsprechende Veränderungen in der Behandlung der Patienten einsetzte. Er ging davon aus, dass Geisteskrankheiten Hirnkrankheiten und damit organische Leiden sind, was eine moralische Verurteilung der Betroffenen ausschließt. Allerdings hatten Psychiater als Gutachter vor Gericht noch lange mit diesem

Problem zu kämpfen; so sollte zum Beispiel die systematische Darstellung der sexuellen Perversionen als krankhafte psychische Devianz durch **Richard von Krafft-Ebing** (1840–1902) der wissenschaftlich fundierten Entlastung der Beschuldigten dienen.

Von der privilegierten Unterbringung in Familienpflege oder Privatasylen abgesehen, blieb die institutionelle Versorgung der Geisteskranken jedoch im Großen und Ganzen jämmerlich. Um die Mitte des 19. Jahrhunderts lösten – in der Regel isoliert «im Grünen» gelegene – Neubauten zwar die gefängnisähnlichen Tollhäuser nach und nach ab, aber auch die «Anstaltspsychiatrie» konnte die Patienten nicht heilen und litt bei allem guten Willen der Ärzte und trotz des sozialen Engagements vieler Bürger unter begrenzten Mitteln und Personalmangel. Die großen, aber dennoch schnell überfüllten Anstalten dienten der Langzeitunterbringung. Unter den Insassen lassen sich folgende große Gruppen festmachen:

- Neurosyphilis
- Epilepsie und Folgezustände
- schizophrene Endzustände, z. T. mit Katatonien
- Tollwut
- (auto)aggressive Verlaufsformen
- schwere neurologische Erkrankungen
- Pflegefälle, die daheim nicht (mehr) versorgt werden konnten, wie z. B. Apoplexe, Missbildungen, Wasserköpfe, aber auch pflegebedürftige alte Menschen
- im jodarmen Alpenraum «Kretins» mit Schilddrüsenunterfunktion
- schwere Oligophrenien («Idioten»), darunter Folgen von – damals unbekannten – Stoffwechselstörungen.

So gesehen, erweist sich der Fortschritt auf psychiatrischem Gebiet als Zuwachs an theoretischem Wissen. Dieses bezog sich zunächst auf die **Lokalisierung** von Hirnfunktionen. Am Anfang dieser Überlegungen stand die Phrenologie von **Franz Joseph Gall** (1758–1828). Für das 18. Jahrhundert war die Vorstellung vom Gehirn als Sitz des Geistes und damit auch der Geisteskrankheiten innovativ und die Idee einer Regionalisierung der Hirnfunktionen sensationell. Zwar hat sich die These Galls, dass sich bestimmte ausgeprägte geistige Tätigkeiten oder Eigenschaften an der Hirnmorphologie ablesen lassen, und dass sich diese wiederum an der Schädelform zeigt, nicht als korrekt erwiesen; für die Zeitgenossen schien diese Theorie jedoch eine logische Weiterentwicklung der traditionsreichen «Physiognomie» (Lehre vom Zusammenhang zwischen äußerem Erscheinungsbild und Charaktermerkmalen) zu sein, wie sie beispielsweise der von Goethe hoch geschätzte Johann Caspar Lavater (1741–1801) vertrat. So machte Gall mit seiner Schädelsammlung beim Publikum Furore und noch im 20. Jahrhundert kursierten phrenologische Schädelkarten für die

Auswahl von Dienstboten, mit deren Hilfe potenzielle Diebe oder Faulenzer erkannt werden sollten. Die wissenschaftliche Zukunft lag jedoch im experimentellen Ansatz, den als Erster **Paul Broca** (1824–1880) verfolgte. Durch den Vergleich von Neuroanatomie und Klinik gelang ihm 1861 die Lokalisierung des motorischen Sprachzentrums. **Carl Wernicke** (1848–1905) wurde für seine Beschreibung des sensorischen Sprachzentrums (1874) berühmt und entwickelte sich zu einem der prominentesten Vertreter der «Hirnpsychiatrie», obwohl er und die anderen Forscher dieser Richtung kein pathologisch-anatomisches Korrelat der Geisteskrankheiten finden konnten.

Eine zweite Herausforderung lag in der **Klassifizierung** der Geisteskrankheiten, die seit Jahrhunderten nicht vorangekommen war, für die die Ansammlung zahlreicher Patienten im engen Raum der Anstalten jedoch reichlich «Studienmaterial» bot. Wegweisend auf diesem Gebiet war **Emil Kraepelin** (1856–1926), der auf der Basis einer systematisierten Befunderhebung die endogenen Psychosen in die beiden Gruppen des «Zirkulären (manisch-depressiven) Irreseins» sowie der «Dementia praecox» einteilte. Letztere wurde allerdings 1911 durch den Begriff «Schizophrenie» abgelöst, den **Eugen Bleuler** (1857–1939) einführte. Beide Psychiater waren (wie die Mehrheit ihrer Kollegen) von der Erblichkeit psychischer Erkrankungen überzeugt.

Angeregt durch die Schriften Benedict Augustin Morels (1809–1875), gehörte die Psychiatrie damit zu den medizinischen Disziplinen, die sich besonders intensiv an der **Degenerationsdiskussion** in der zweiten Jahrhunderthälfte beteiligten. Diese Konzeption ließ das neue und nicht unumstrittene Fach als einerseits gesellschaftlich relevant erscheinen und band es anderseits in aktuelle wissenschaftliche Diskurse ein. Drittens bot sich so die Möglichkeit der Anknüpfung an die biologie- und organorientierten Fächer Neuroanatomie, Neuropathologie und die entstehende Neurologie. Gerade wohlhabende Patienten griffen wegen des mit psychischer Krankheit verbundenen Stigmas gern auf den Begriff des «Nervenleidens» zurück. Die «Nervosität» als Massenphänomen wurde wiederum als Degenerationszeichen gedeutet, verlor jedoch ihr positives Image der «Überfeinerung» rasch zugunsten der negativen Interpretation als konstitutionelle Schwäche.

6.9
Professionalisierung

Die Trennung der Medizin von der Naturphilosophie und ihre Hinwendung zur klinischen Beobachtung einerseits sowie zu den Naturwissenschaften anderseits hatten für die Ausbildung des Nachwuchses und für die Neustrukturierung des Ärztestandes erhebliche Konsequenzen. Im **Medizinstudium** verschwanden daher alte Inhalte, die Anforderungen in den traditionellen Lehrgebieten stiegen, und es wurden nach und nach und zunächst als fakultative Angebote neue Fächer eingeführt, was mit einer Verlängerung und mittelfristig auch mit einer inhaltlichen und formalen Standardisierung der Ausbildung einher ging. Latein wurde beispielsweise für die Studenten überflüssig, weil historische Quellen nunmehr obsolet geworden waren, dagegen gehörten der Unterricht am Krankenbett, Patientendemonstrationen im Hörsaal und praktische Unterweisungen in Chirurgie (in Preußen ab 1825) und Geburtshilfe (in Preußen ab 1852) bald zum Alltag. Die neuen Disziplinen (wie Psychiatrie, Dermatologie, Pädiatrie, Hals-, Nasen-, Ohrenheilkunde, Gerichtsmedizin und Pharmakologie) fanden allerdings – abgesehen von der Hygiene, die schon 1883 Pflichtfach geworden war –, erst 1901 Eingang in den Kanon der examensrelevanten Prüfungsfächer.

Da es bis 1893 kein zum Abitur führendes Mädchengymnasium in Deutschland gab, blieb **Frauen** der Zugang zum Studium verschlossen; wer ein extern erworbenes Reifezeugnis vorlegen konnte, durfte zwar die Veranstaltungen besuchen, aber kein Examen machen und nicht promovieren. Im Ausland erworbene Abschlüsse – die liberale Universität Zürich war besonders beliebt – wurden im Deutschen Reich nicht anerkannt, so dass die ersten Ärztinnen ohne Approbation mit dem Status von «Kurpfuschern» arbeiteten. Diese Situation änderte sich erst zwischen 1900 und 1908, womit die deutschen Länder in der westlichen Welt das Schlusslicht bildeten: In den Vereinigten Staaten hatten Frauen schon seit den 1850er-Jahren Medizin studieren dürfen, in Frankreich ab 1863, in England ab 1874 und in Österreich-Ungarn ab 1897.

Die Vorbehalte entsprangen nicht nur einer diffusen Frauenfeindlichkeit, die aus der kulturpessimistischen Identitätskrise des «alten Europa» erwuchs, sondern vor allem der Furcht vor **Konkurrenz**: Da im Deutschen Reich Kurierfreiheit herrschte, existierte eine Vielzahl nicht-ärztlicher Heiler, vom Wundermittel verkaufenden Scharlatan über Personen mit medizinischem Teilstudium bis hin zu denjenigen, die sich – zum Beispiel als Homöopathen – der Begeisterung über die naturwissenschaftlich begründete Medizin nicht anschließen wollten und weiterhin traditionelle Methoden anwandten. Zweitens wurde der Arztberuf durch seine Verknüpfung mit den modernen Leitwissenschaften, die steigende Leistungsfähigkeit der Medizin und seine gesellschaftliche Relevanz zunehmend attraktiv, was mit einem enormen und für Viele beängstigenden Anstieg der Studentenzahlen einherging.

Innerhalb der Ärzteschaft verlief die Entwicklung zwiespältig: Einerseits war der ärztliche **Einheitsstand**, beginnend 1852 in Preußen, durchgesetzt worden, womit die teilapprobierten Wundärzte alter Ordnung abgeschafft waren und die Chirurgie sich definitiv als zur Medizin gehörig emanzipiert hatte. Seit 1871 konnten sich Ärzte im ganzen Deutschen Reich frei niederlassen. Zur Vertretung standespolitischer Interessen gründeten sich zunächst regionale Ärztevereine, die sich 1872 zum Deutschen Ärztevereinsbund zusammenschlossen.

Auf der anderen Seite zeigte sich rasch, dass die zunehmende Spezialisierung, das unterschiedliche Prestige der einzelnen Fächer, das neue Berufsfeld des Krankenhausarztes (um 1900 knapp 10 % der Ärzteschaft) und ab 1883 der Einfluss der gesetzlichen Krankenversicherung zu einer Aufspaltung in Partikularinteressen führten, deren allgemeine Durchsetzung vorerst nicht gelang. Es gab keine allgemeine Kassenzulassung, «Armenärzte» verdienten gerade das Existenzminimum und Berufsanfänger blieben in den Krankenhäusern nach wie vor unbezahlt.

Veränderungen gab es auch im Bereich der **Krankenpflege**. Dort dominierten zwar um 1900 noch immer die katholischen Ordensfrauen mit knapp 25 000 Barmherzigen Schwestern, doch arbeiteten zusätzlich etwa 4000 evangelische Diakonissen im Pflegedienst. Knapp 10 000 Diakonissen waren in anderen sozialen Bereichen tätig. Im deutsch-französischen Krieg 1870/71 wertete die Versorgung verwundeter Soldaten den Pflegedienst als vaterländische Pflicht auf, so dass Krankenpflege als säkularer Frauenberuf sozial akzeptabel wurde, wenn sie auch nicht sonderlich attraktiv war: Die Bezahlung war allenfalls symbolisch bei überlangen Arbeitszeiten (die kirchlichen Schwestern arbeiteten ja unentgeltlich und waren ständig präsent), und es wurde eine quasi-klösterliche Lebensweise erwartet; eine Heirat war in der Regel ein Kündigungsgrund. Die Ausbildung blieb trotz der Bemühungen sozial und politisch engagierter Frauenvereine meist ungeregelt und war von kurzer Dauer, wenn nicht ein Klinikdirektor vor Ort aus eigenem ärztlichem Interesse die Einrichtung einer Pflegeschule durchsetzte.

6.10
Naturheilkunde und Lebensreform

Der technische Fortschritt veränderte das Leben schnell und einschneidend, und das nicht nur zum Guten. Gerade im letzten Drittel des 19. Jahrhunderts wuchs daher die Zahl derer, die sich vor allem an den dunklen Seiten der rasanten Entwicklung stießen. In Deutschland gelang es zwar dem Reichskanzler Otto von Bismarck (1815–1898), die schärfsten politischen Kritiker durch seine **Sozialgesetzgebung** (1883 Krankenversicherung für gewerbliche Arbeiter, 1884 Unfallversicherung, 1889 Alters- und Invalidenversicherung) zum Schweigen zu bringen, und es gab ein dichtes Netz an kirchlichen Fürsorgeeinrichtungen und Verbänden der freien Wohlfahrtspflege, doch es blieben Misstrauen und Unbehagen gegenüber dem Obrigkeitsstaat. Aus solchen allgemeinen Emanzipations- und Demokratisierungsbestrebungen erwuchs insbesondere die **Frauenbewegung**. Viele ihrer Protagonistinnen kämpften nicht nur für Gleichberechtigung, sondern auch für eine Reform des bürgerlichen Eherechts und der Sexualmoral und engagierten sich auch bei den Sozialisten, bei den Pazifisten und im Kampf gegen den Alkohol.

Kritik richtete sich auch gegen die Medizin. Es wurden vielfach die propagierten Impfungen abgelehnt, die Tierversuche in den Labors als unmoralisch verurteilt und die Missstände in der Anstaltspsychiatrie angeprangert. Unzufriedenheit löste vor allem die weit gehende therapeutische Hilflosigkeit der nicht-operativen Medizin aus, verbunden mit Ängsten vor der Gefährlichkeit der eingesetzten «künstlichen» (d. h. zunehmend pharmakologisch definierten) Mittel.

Insofern lag der Gedanke nahe, am besten sei es, die Abwehrkräfte des Körpers zu steigern, um gar nicht erst krank zu werden – ein Grundprinzip der **Naturheilkunde**, das mit der Forderung nach ausschließlich «natürlichen» Heilmitteln verbunden wurde. Dabei spielte traditionell das Wasser die wichtigste Rolle, reicht doch die Tradition der Balneologie bis in die Antike zurück. Zu den frühen Protagonisten der Hydrotherapie gehörte daher nicht umsonst der Theologe und Gymnasiallehrer für alte Sprachen **Eucharius Ferdinand Christian Oertel** (1765–1850), der sich auf diese klassischen Quellen berufen konnte. Aber auch der des Lesens und Schreibens unkundige Landwirt **Vinzenz Prießnitz** (1799–1851), der Medikamente grundsätzlich ablehnte, behandelte seine zigtausend (!) Patienten nur mit feuchten Umschlägen und Kaltwasserbädern, womit er ein Vermögen verdiente. Sein Heimatort Gräfenberg/Freiwaldau im Altvatergebirge (Jeseník/CZ) ist heute ein Kurbad, in dem diese Methoden weiterhin angeboten werden. Auch Bad Wörishofen hält die Tradition seines «Wasserdoktors» hoch: Dort wirkte der Pfarrer **Sebastian Kneipp** (1821–1897), der Wassergüsse, Barfußlaufen auf feuchten Wiesen und abwechselnd warm-kalte Teilbäder (z. B. Wassertreten) verordnete. Zusätzlich griff er auf die volkstümlichen Heilpflanzen seiner Heimat zurück.

Andere Naturheilmittel waren Licht, Luft und Lehm, oft in Kombination. **Arnold Rikli** (1823–1906) gründete zum Beispiel eine Sonnenbadeanstalt für «atmosphärische Kuren» in Veldes (heute Bled/SLO). Der «Lehmpastor» **Emanuel Felke** (1856–1926) entwickelte eine komplexe und bis heute buchbare Kur, bei der Sitz-, Lehm- und Licht-Luft-Bäder mit barfüßiger Bewegung in der Natur abwechselten und eine fleischarme Ernährung mit viel Rohkost angeboten sowie Schlafen auf der blanken Erde empfohlen wurde; außerdem war er ein Protagonist der umstrittenen Irisdiagnostik. **Adolf Just** (1859–1936) richtete in seiner Kureinrichtung im Harz auch Licht-Luft-Hütten ein, verwendete jedoch vor allem Heilerde. Diese sowie naturbelassene Nahrungsmittel und Kleidungsstücke konnte man im Versandhandel erwerben, teilweise ebenfalls heute noch.

Die Naturheilkunde gehört in den Kontext der **Lebensreformbewegung**, die die technisierte Zivilisation als unnatürlich und krank machend empfand. Dies begann bei Alltagsdingen wie Kleidung und Essen. Nicht nur von Frauenrechtlerinnen und den frühen Ärztinnen wurde beispielsweise das Korsett als Inbegriff schädlicher Kultur kritisiert; es wurden daher lose fallende «Reformkleider» aus Baumwolle und Leinen entworfen. Die radikale Freikörperbewegung bzw. Nacktkultur favorisierte sogar den völligen Verzicht auf Kleidung, was auch die Lebensgemeinschaft von Künstlern und anarchistischen Aussteigern auf dem Monte Veritá im Tessin zumindest zeitweilig praktizierte. Zu diesem Lebensstil gehörte auch eine vegetarische Ernährung, wie überhaupt Speisen als Trägern von Lebensenergie besondere Aufmerksamkeit gewidmet wurde. Bekannt ist heute noch die eiweiß- und salzarme «Semmeldiät» mit dem Wechsel von Trink- und Trockentagen, die **Johannes Schroth** (1798–1856) einführte. Die nach **Max Oskar Bircher-Benner** (1867–1939) benannte Getreidemusspeise («Birchermüesli») fehlt auf keinem Frühstücksbüffet, obwohl Haferflocken und vor allem die im Originalrezept verwendete Kondensmilch nicht gerade naturbelassene Zutaten sind.

In den Kontext der Naturmystik um 1900 gehört die von **Rudolf Steiner** (1861–1925) entwickelte **Anthroposophie**, eine gnostische Weltanschauung, die alle Bereiche des Lebens umfasst. Waldorf-Pädagogik, anthroposophische Medizin und biologisch-dynamische Landwirtschaft erfreuen sich ungebrochener Beliebtheit, allerdings ohne dass sich die Konsumenten eingehender mit der komplexen Naturphilosophie Steiners beschäftigen würden, der zeitgenössische esoterische Strömungen aufgriff, sich an Paracelsus und Goethes naturkundlichen Schriften orientierte und antike, kabbalistische, (früh)christliche ebenso wie fernöstliche Elemente integrierte.

7 Das Trauma des 20. Jahrhunderts: Medizin im Nationalsozialismus

- Was sind die wichtigsten kulturgeschichtlichen Wurzeln des Nationalsozialismus?

- Was waren Voraussetzungen und Ziele der «Neuen deutschen Heilkunde»?

- Was waren sozialmedizinische Maßnahmen der Nationalsozialisten, und welche Ziele verfolgten sie?

- Welche antisemitischen Maßnahmen betrafen speziell die jüdische Ärzteschaft?

- Wie hängen im Nationalsozialimus «Sozialhygiene», Eugenik und «Rassenhygiene» zusammen?

- Wo und mit welchen Zielen fanden unter den Nationalsozialisten Menschenversuche statt?

- Welche Argumente und Strukturen lagen den NS-Krankentötungen zu Grunde?

- Inwiefern war der «Kodex von Nürnberg» für Versuche am Menschen richtungweisend, inwiefern erwies er sich als problematisch?

7.1 Vorgeschichte

In den Jahren 1986/87 entbrannte der sogenannte «**Historikerstreit**» zwischen Zeitgeschichtlern (Ernst Nolte, Michael Stürmer und Andreas Hillgruber) einerseits und dem Philosophen Jürgen Habermas anderseits. Letzterer erhob den Vorwurf, die vorgelegten Versuche einer historischen Einordnung des Nationalsozialismus (vor allem der Judenvernichtung) relativierten die Ungeheuerlichkeit der Vorgänge. Seitdem setzen sich Untersuchungen zur Vorgeschichte der NS-Zeit dem Vorwurf des Revisionismus aus, was allerdings eine wissenschaftliche Auseinandersetzung verhindern und zu Unkenntnis durch Tabuisierungen sowie zu ahistorischen Missverständnissen führen könnte.

Hier seien einige geistes- und kulturgeschichtliche Tendenzen aus dem Anfang des 20. Jahrhunderts genannt, die – obwohl in sich durchaus widersprüchlich und immer nur von einer Minderheit getragen – von den Nationalsozialisten aufgegriffen, zusammengeführt, umgedeutet und für die eigenen Ziele funktionalisiert wurden (siehe **Tab. 7-1**). Insbesondere Emotionen, Ängste und Stimmungen ließen sich in einem Klima allgemeiner Verunsicherung und verbreiteter Frustration (verlorener Erster Weltkrieg, Weltwirtschaftskrise) schüren und durch populistische Vorspiegelung einfacher Lösungen ausnutzen. Die Vielzahl der heterogenen Komponenten bediente verschiedene Partikularinteressen und sprach in der Summe die Bevölkerungsmehrheit an, die zunächst den Eindruck gewann, nach Jahren des fruchtlosen Diskutierens würde nun endlich zielstrebig gehandelt.

Tabelle 7-1: Zeitströmungen und gesellschaftspolitische Konsequenzen

kulturelle Tendenzen ab ca. 1890	gesellschaftliche und politische Folgen
Materialismus, Szientismus	Vertrauen in umfassende Problemlösungskompetenz der Naturwissenschaften
Positivismus, Kulturkampf, Glaubenskrise	Führerkult, pseudo-religiöse Riten
Biologismus, Sozialdarwinismus	naturalistischer Fehlschluss: Analogisierung von Abläufen in der Natur und menschlicher Gesellschaftsordnung, «Recht des Stärkeren», «Rassenhygiene»
Hygiene, Prävention	Idee des «Staatskörpers», «Sozialhygiene», Eugenik
Degeneration, «Untergang des Abendlandes», Kulturpessimismus	«Entartung»
Jugendstil, Körperkultur	Jugendkult, Familienpolitik, «Mutterkreuz»
Nationalismus, Imperialismus	Reichsidee, «Volk ohne Raum»
Demokratiefeindlichkeit	Zentralismus, «Gleichschaltung», «starker Staat»
«Neoromantik», Überhöhung des Natur- und Geschichtsbegriffs	Mystizismus, Antimodernismus, «Bestimmung», «Schicksal»
Germanenkult	«Blut und Boden», «Volksgemeinschaft», Rassenkunde, Antisemitismus
Homöopathie, Naturheilkunde	«Neue deutsche Heilkunde»

7.2
«Neue deutsche Heilkunde»

Die «**Krise der Medizin**» war in den 20er-Jahren eine von vielen Krisen dieser Zeit. Zu Grunde lagen erstens die wirtschaftlichen Probleme vieler Ärzte («Armenärzte»), die den Krankenkassen angelastet wurden, sowie zweitens die steigenden Divergenzen zwischen diagnostischen und therapeutischen Möglichkeiten. Durch Röntgenstrahlen ließ sich zwar der Körper im Inneren betrachten, doch das Verfahren erwies sich als nicht ungefährlich und die Versuche einer therapeutischen Anwendung (z. B. bei Krebs oder Tuberkulose) schlugen weitgehend fehl. Die Innere Medizin war nach wie vor auf traditionelle Medikamente und physikalische Maßnahmen beschränkt, die Psychiatrie praktisch hilflos. Dennoch wurde der Vorwurf erhoben, die Medizin sei technisiert, rein naturwissenschaftlich orientiert und «seelenlos» geworden. Ausdruck dieser Vertrauenskrise war der große Zulauf, den «Naturärzte» verzeichnen konnten; um 1930 gab es ebenso viele Heilpraktiker («Kurpfuscher») wie approbierte Ärzte. Eine Laienbewegung von rund einer halben Million Mitgliedern war in regionalen Vereinen und überregionalen Verbänden (z. B. Kneippbund, Prießnitzbund, Reichsbund für Homöopathie) organisiert. All diese Phänomene kamen den Nationalsozialisten entgegen, die die Vertrauenskrise benutzten, um auf dem Gebiet der Medizin direkten politischen Einfluss zu gewinnen:

- Ausnutzung des hohen Organisationsgrads zur Gründung eines eigenen Dachverbands durch Zwangsvereinigung bzw. «Gleichschaltung» (1935 Reichsarbeitsgemeinschaft der Verbände für naturgemäße Lebens- und Heilweisen, 1941 Deutscher Volksgesundheitsbund)

- Betonung des naturheilkundlichen Präventionsgedankens (vgl. Kap. 6.10) und der «Abhärtung» (vgl. Kap. 7.3)

- Förderung naturmystischer Tendenzen

- Betonung des autochthonen, «nationalen», «völkischen» Charakters der Naturheilkunde

- Verbindung des Vorwurfs «seelenloser» Medizin mit antisemitischer Propaganda gegen «wesensfremde» Fachrichtungen wie die Psychoanalyse (vgl. Kap. 7.4)

- Ausnutzung des Konkurrenzdenkens und der Existenzangst in der Ärzteschaft durch Ausschaltung jüdischer Ärzte (vgl. Kap. 7.4)

- Kostenersparnis und Unabhängigkeit vom Ausland durch eigenen Heilpflanzenanbau.

Letztlich waren die verschiedenen komplementärmedizinischen Richtungen zu heterogen, um sich vereinheitlichen zu lassen, und blieben eigenständig. Der beginnende Krieg stellte außerdem hohe Anforderungen an die Leistungsfähigkeit der naturwissenschaftlichen Medizin. Mit den neuen Chemotherapeutika schließlich war die Tür zu einem enormen Aufstieg der medikamentösen Behandlung geöffnet: 1935 stellte Gerhard Domagk (1895–1964) das aus der Farbenindustrie stammende Prontosil® (das erste Sulfonamid) vor und erhielt dafür 1939 den Nobelpreis. In der Wahrnehmung des Auslands (und teilweise auch hierzulande) haftet allerdings der Naturheilkunde nach wie vor das NS-Vorzeichen an.

7.3
Sozialmedizinische Maßnahmen und NS-«Leistungsmedizin»

Die gesellschaftlichen Aspekte der Medizin waren bereits im 18. (vgl. Kap. 5.8) und erst recht im 19. Jahrhundert klar zu Tage getreten (vgl. Kap. 6.1). Dazu war der Präventionsgedanke durch den Aufschwung der Hygiene auch auf allgemein soziale oder gesellschaftliche Probleme übertragen worden («Sozialhygiene»). Im Rahmen einer Ideologie, in der der Einzelne wenig zählte, die «Volksgemeinschaft» dagegen alles bedeutete, wurde die Medizin erst recht ein politisches Instrument mit folgenden Zielen:

- Bevölkerungswachstum

- Beurteilung des Einzelnen nach «rasse- und erbbiologischer Wertigkeit» («Rassenhygiene»)

- gesundheitsbezogene «Leistungsbilanz» des Volkes

- möglichst lange Erhaltung bzw. rasche Wiederherstellung von Arbeitskraft und Wehrfähigkeit

- Verlängerung der Lebensarbeitszeit

- Kostenersparnis und Entlastung der Sozialsysteme.

Der «Patient Deutsches Volk», um dessen Zustand es – wie die Jahrgangsuntersuchung für 1910/11 zeigte – nicht zum Besten stand, sollte unter allen Umständen, auch gegen persönliche Einzelinteressen und moralische Einwände, gesund und zukunftsfähig gemacht werden. Da die einzelnen Maßnahmen nicht humanitären Erwägungen, sondern ideologischem Kalkül entsprangen («**Leistungsmedizin**») und im Ergebnis missbraucht werden konnten, wirkt die nationalsozialistische Sozialmedizin heute insgesamt bedenklich, auch hinsichtlich:

- Mutter-, Jugend- und Arbeitsschutz (Verhinderung von Frühinvalidität)

- Betriebsarztsystem

- Förderung des Breitensports, Betriebssportgruppen

- Anti-Tabak- und Anti-Alkohol-Kampagnen

- Ausbau eines staatlichen ambulanten Fürsorgenetzes, besonders zur Tuberkulose-Bekämpfung

- epidemiologischer Register

- Forcierung der Krebsforschung und Krebsfrüherkennung.

Der Geburtenrückgang während der Weimarer Republik sollte durch Verbot bzw. Verhinderung von Abtreibungen, die rechtliche Gleichstellung unehelich Geborener, Familienförderung durch finanzielle Anreize («Familienstandsdarlehen», «Hilfswerk Mutter und Kind») und Prämierung des Kinderreichtums («Mutterkreuz») bekämpft werden; gefördert wurden natürlich nur erwünschte Bevölkerungsgruppen (vgl. Kap. 7.5).

Zu diesem Programm der «biologischen Aufrüstung» gehörte auch der 1935 vom «Reichsführer-SS» Heinrich Himmler (1900–1945) gegründete «**Lebensborn** e.V.» der SS, durch den man sich die Förderung einer «rassischen Elite» und vielleicht sogar künftige Organisationsmitglieder versprach: Etwa 8000 Kinder lediger Mütter «arischer» Herkunft sowie über 6000 Kinder in den besetzten Gebieten, die äußerlich dem «germanischen» Ideal glichen, wurden dabei in speziellen Fürsorgeeinrichtungen betreut, verbunden mit einer ideologischen Schulung der Mütter.

7.4
Antisemitismus

Es ist hier nicht der Ort, die Hintergründe und Folgen der Nürnberger Rassegesetze zu beleuchten oder gar die Geschichte des Holocaust zu schreiben; angemerkt sei nur, dass die Nationalsozialisten gezielt antisemitische Vorurteile schürten, um die Juden als das grundsätzlich «Andere», das wesensmäßig Fremde, das Minderwertige und das Gefährliche erscheinen zu lassen. Da es jedoch eine Menge offenkundig assimilierter Juden und dazu viele Konvertiten gab, wurden die antisemitischen Klischees mit biologistischen und völkischen Argumenten vermischt, um so einen Antagonismus zwischen «Deutschen» und «Juden» zu konstruieren; die Behauptung der Andersartigkeit diente als Rechtfertigung für Ausgrenzung und Verfolgung.

Der Antisemitismus in der Ärzteschaft entsprach einerseits dem allgemein verbreiteten konfessionellen Antisemitismus. Auch an den meisten Universitäten (Ausnahmen: Frankfurt a.M. und Breslau) endete die Karriere mit einer außerplanmäßigen Professur, in der gesamten deutschen Medizin gab es 1933 nur etwa 30 jüdische Ordinarien. Junge Forscher wurden in noch wenig etablierte Randfächer mit geringem Prestige (Dermatologie-Venerologie, Pädiatrie, Psychoanalyse) oder theoretischer Ausrichtung (Pharmakologie, Immunologie) abgedrängt oder gingen gleich an außeruniversitäre Einrichtungen wie die Kaiser-Wilhelm-Institute. Die Ärzte waren jedoch insofern besonders anfällig für antisemitische Propaganda, als es sich – in einer angespannten wirtschaftlichen Situation – bei den jüdischen Kollegen um Konkurrenten handelte: Wegen der Diskriminierung im öffentlichen Dienst arbeiteten jüdische Akademiker bevorzugt in freien Berufen, darunter traditionell besonders gern im Arztberuf (1933: 8000 bis 9000 von 52 500 Ärzten, davon mehr als 2/3 niedergelassen), und dort waren sie bei den Patienten auch sehr geschätzt. Die Meinung, es gebe «zu viele Juden unter den Ärzten» war daher seit dem Jahrhundertanfang verbreitet; bei einem Bevölkerungsanteil von 0,9 % stellten die Juden gut 16 % der Ärzte.

Der Widerstand gegen die staatlichen **Restriktionen** blieb daher aus, obwohl es sich (immerhin auch) um eklatante Verstöße gegen das Vereins- und Körperschaftsrecht sowie gegen mühsam erkämpfte Standesrechte handelte:

- 24. März 1933: «Gleichschaltung» der deutschen Ärzteschaft («Nationalsozialistischer Deutscher Ärztebund»), 3. April: Entfernung der Juden aus den Vorständen

- 1. April 1933: «Tag des allgemeinen Judenboykotts»

- 7. April 1933: «Gesetz zur Wiederherstellung des Berufsbeamtentums»: Entlassung von Juden nach «Arierparagraph» (ein jüdischer Eltern- oder Großelternteil) aus dem öffentlichen Dienst

- 22. April 1933: Entzug der Kassenzulassung für jüdische Ärzte (nach Widersprüchen bis Anfang 1934: 2000 Praxisschließungen)

- 25. April 1933: «Gesetz gegen die Überfüllung der deutschen Schulen und Hochschulen»: Beschränkung des Anteils jüdischer Studierender auf jüdischen Bevölkerungsanteil insgesamt

- 10. August 1933: Verbot der Kooperation von jüdischen und nicht-jüdischen Ärzten

- 5. Februar 1935: Approbation nur bei Nachweis «arischer» Abstammung

- 13. Dezember 1935: Koppelung der Approbation an Voraussetzungen für Verbeamtung (auch z. B. kein jüdischer Ehepartner)

- 25. Juli 1938: Approbationsentzug für alle jüdischen Ärzte.

Innerhalb von fünf Jahren hatten damit über 90 % der jüdischen Ärzte (1/6 der Ärzteschaft) Beruf und Status verloren; nur 706 «Krankenbehandler» waren Ende 1938 übrig. Die jüdischen Ärzte und Wissenschaftler reagierten überwiegend mit **Emigration**, schon 1933/34 verließen 1700 Deutschland, bis 1939 waren es rund 5000, wobei bis 1942 knapp 4000 allein in die USA einwanderten. Auch wenn sie so ihr Leben retten konnten, waren die Schicksale in der Fremde sehr unterschiedlich; meistens bedeutete der Neuanfang mindestens eine Karriereunterbrechung, oft Berufswechsel und manchmal auch Verarmung.

7.5
Eugenik

Die nationalsozialistische Förderung «rassenhygienisch» erwünschten Nachwuchses («positive Eugenik») wurde bereits in Kapitel 7.3 beschrieben. Bekannter sind jedoch die Restriktionen («negative Eugenik»), wobei die Nationalsozialisten Argumente, die sich seit 1900 in der westlichen Welt verbreitet hatten und auch in der Weimarer Republik in Medizin, Justiz und Wohlfahrtspflege diskutiert worden waren, radikalisierten und in großem Stil umsetzten. So gab es auch zum Beispiel in Schweden (1934, 1941), Dänemark (1929) und den USA (1911–1930) Gesetze zur Zwangssterilisation sowie Einschränkungen für Eheschließungen und Zuwanderung (und das noch lange nach Kriegsende), doch zeigt die Zahl von mindestens 35 0000 Betroffenen, dass der Plan einer «Radikalkur für den Patient deutsches Volk» in Deutschland mit dem bei weitem größten Nachdruck verfolgt wurde.

Das «**Gesetz zur Verhütung erbkranken Nachwuchses**» vom 14. Juli 1933 war die Grundlage der massenhaften Zwangssterilisationen und als Instrument der Bevölkerungs- und Gesundheits-, aber auch der Sozialpolitik gedacht. Als «erblich» wurden bezeichnet: «Schwachsinn», Schizophrenie, manisch-depressive Erkrankung, Epilepsie, Blindheit, Taubheit, Alkoholismus, körperliche Missbildungen, Veitstanz und Tuberkulose. Die Anzeige von Verdachtsfällen bei den Gesundheitsämtern sollte seitens Kliniken, Praxen, Heimen, Wohlfahrtsverbänden, Fürsorgestellen und Gefängnissen geschehen. Die Erbgesundheitsgerichte, die über die Sterilisationsanträge zu urteilen hatten und an denen auch renommierte Mediziner beteiligt waren, waren gehalten, im Zweifel für die «Volksgesundheit» zu entscheiden. Obwohl in etwa einem Drittel der Fälle keine familiäre Häufung vorlag, wurde eine Erblichkeit des Zustands in weniger als 5 % verneint. Auf eine ausführliche Anamnese wurde in der Regel verzichtet; es diente die negative Bewertung der «Lebensbewährung» als Entscheidungsgrundlage. Es ging eher um soziale als um genetische Diagnostik, von der zwar auch chronisch Kranke, Pflegebedürftige und Behinderte betroffen waren, aber sehr viel mehr Angehörige der Unterschicht, Arme, Ungebildete, Ungelernte, «Asoziale», «Zigeuner», Obdachlose, Trinker und Prostituierte. Ziel war wiederum Kostenersparnis, wobei die erforderlichen Aufwendungen propagandistisch erheblich übertrieben wurden; die Propaganda wollte jedoch zusätzlich jeden Einzelnen bezüglich seiner biologischen Verantwortung für die Zukunft des «Volkskörpers» in die Pflicht nehmen.

7.6
Krankentötungen

Nun ist es schon moralisch sehr bedenklich, Menschen aus Staatsinteresse an der Fortpflanzung zu hindern; vollends verwerflich und nicht einmal ansatzweise durch eine wirtschaftliche Notlage in Kriegszeiten zu rechtfertigen ist jedoch die Tötung Pflegebedürftiger, Behinderter und chronisch Kranker. Auch die euphemistische

Verbrämung als «Euthanasie» («guter Tod»), «Gnadentod» oder «Erlösung» hat keine Substanz, wenn gegen den Willen der Opfer gehandelt wird. Die meisten Arbeiten vor 1933, die immer wieder als «NS-Vorläufer» zitiert werden (Adolf Jost 1895, Ernst Haeckel 1913, Roland Gerkan 1914) verlangen denn auch die Straflosigkeit der Tötung auf Verlangen und des (ggf. ärztlich assistierten) Suizids. Nur in der Streitschrift «Die Freigabe der Vernichtung lebensunwerten Lebens» (1920) des Juristen Karl Binding (1841–1920) und des Psychiaters Alfred Hoche (1865–1943), die eine breite gesellschaftliche Diskussion auslöste und die Umdeutung des «Euthanasie»-Begriffs einläutete, ist auch von staatlichen Maßnahmen in besonderen Ausnahmefällen (z. B. bei Bewusstlosen mit infauster Prognose) die Rede, wenngleich vor dem Hintergrund eines unkritischen Vertrauens in die Uneigennützigkeit des Staates.

Die Tötung kranker Menschen war denn auch im Nationalsozialismus niemals Gesetz, obwohl bei den Helfern, die nicht das ganze Projekt, sondern immer nur einen kleinen Baustein überblickten, durch bürokratische Perfektion der Eindruck erweckt wurde, es habe alles seine Richtigkeit (z. B. «Verlegung in Spezialabteilung», «Auswahl Arbeitsfähiger» usw.). Aus Angst vor Protesten und Unruhe in der Bevölkerung wurden die Abläufe sorgfältig geheim gehalten. Dies gilt insbesondere für die berüchtigte **Aktion T4** (so benannt nach der Adresse einer vermeintlichen «Reichsarbeitsgemeinschaft Heil- und Pflegeanstalten» in der Berliner Tiergartenstraße 4), der zwischen Anfang 1940 und Ende August 1941 rund 70 000 Insassen psychiatrischer Einrichtungen zum Opfer fielen. Mithilfe von Tarnfirmen («Gemeinnützige Krankentransport GmbH») wurden die Behinderten und psychisch Kranken in eine der sechs zentralen Tötungsanstalten (Brandenburg, Bernburg, Grafeneck bei Reutlingen, Hadamar, Sonnenstein bei Pirna, Hartheim bei Linz) verlegt und dort mittels Kohlenmonoxid umgebracht. Die Angehörigen wurden durch eine «Gemeinnützige Stiftung für Anstaltspflege» bzw. eine «Zentralverrechnungsstelle Heil- und Pflegeanstalten» durch Standardbriefe benachrichtigt.

Eine so groß angelegte Unternehmung blieb nicht lange verborgen, es kam schon im Sommer 1940 zu Anfragen der Familien und zu passivem **Widerstand** in den Einrichtungen; bekannt wurde zum Beispiel der Pastor Paul Gerhard Braune (1887–1954), Leiter der Bodelschwingh'schen Anstalten für jugendliche und arbeitswillige Obdachlose in Lobetal bei Berlin. Außerdem prangerten prominente kirchliche Würdenträger, wie zum Beispiel der Münchner Kardinal Michael von Faulhaber (1869–1952), der Münsteraner Bischof Clemens August Graf von Galen (1878–1946), der Fuldaer Bischof Johannes Baptist Dietz (1879–1959) und der evangelische Landesbischof vom Württemberg Theophil Wurm (1868–1953) die Vorgänge öffentlich an, so dass die Aktion offiziell eingestellt wurde. Die «wilde Euthanasie» durch Medikamente, Verhungern und Vernachlässigen ging jedoch in vielen Anstalten weiter.

Ab Sommer 1943, als schon viele Kliniken durch Luftangriffe zerstört oder beschädigt waren, traf die **«Aktion Brandt»** (benannt nach Karl Brandt, dem «Reichskommissar für das Sanitäts- und Gesundheitswesen» und «Begleitarzt» Hitlers) mit dem

Argument des Bettenmangels eine unbekannte Zahl von Schwerkranken und Pflege-
bedürftigen in verschiedenen Institutionen. Ferner wurden mindestens 10 000 Insassen von Heil- und Pflegeanstalten in den besetzten Gebieten Polens und der Sowjet-
union umgebracht, um Platz für Lazarette zu schaffen. Die Gaskammern in Bernburg,
Hartheim und Sonnenstein wurden von 1941 bis Ende 1944 für die «**Aktion 14f13**»
benutzt, der mindestens 20 000 KZ-Häftlinge aus politisch-«rassischen» Gründen
zum Opfer fielen. Im Zuge der **Kinder-«Euthanasie»** kamen zwischen September
1939 und Ende 1944 in den über das gesamte Reichsgebiet verteilten 30 «Kinderfach-
abteilungen» etwa 5200 behinderte Kinder durch Schlafmittelüberdosierung und später durch Verhungern um.

7.7
Menschenversuche

Wegen der verbrecherischen Menschenversuche unter nationalsozialistischen Vorzeichen haftet diesem Wort noch immer ein negativer Beigeschmack an. Inbegriff dieser
Machenschaften ist der als «Todesengel von Auschwitz» berüchtigte **Josef Mengele**
(1911–1979), dessen anthropologische und medizinische Interessen der Vererbungs-
lehre sowie der «Rassenkunde» und deshalb besonders Zwillingen und «Zigeunerkin-
dern» galten. Er schreckte nicht vor einer Tötung seiner Studienobjekte mittels Phe-
nolinjektionen zurück, wenn ihm an einer raschen Sektion gelegen war. 1945 gelang
ihm die Flucht nach Südamerika; obwohl er einige Jahre in Paraguay unter seinem
richtigen Namen lebte, und trotz des enormen Kopfgelds von 7 Millionen Mark, das
auf seine Ergreifung ausgesetzt war, wurde er nicht gefasst. In Auschwitz experimentierte auch der Gynäkologe Claus Clauberg, der Hormone zur Fruchtbarkeitserhö-
hung und Geschlechtsumwandlung ausprobierte und an Frauen eine Sterilisierung
durch Injektionen sowie die Röntgenkastration erprobte.

Im KZ Dachau, in dem hauptsächlich politische Gefangene untergebracht waren,
ging es um kriegsbezogene Forschung, bei der der Tod der Versuchspersonen bil-
ligend in Kauf genommen wurde: Der Flugmedizin sollten die Unterdruckversuche
von Sigismund Rascher sowie die Kälteversuche von Ernst Holzlöhner dienen,
der Marine sollten die Versuche zur Trinkbarmachung von Meerwasser von Hans
Eppinger und Wilhelm Beiglböck zugute kommen. Im KZ Ravensbrück bzw. der
nahen Anstalt Hohenlychen stellten Karl Gebhardt, Fritz Fischer und Herta Ober-
häuser Versuche zur Sulfonamidwirkung bei Schussverletzungen und zur Knochen-
regeneration und -transplantation an.

Diese und andere Menschenversuche waren Verhandlungsgegenstand des «**Nürnberger Ärzteprozesses**» vom 25. Oktober 1946 bis 20. August 1947. Von den 23
Angeklagten wurden 13 wegen Verbrechen gegen die Menschlichkeit und Kriegsver-
brechen, 12 wegen verbrecherischen Menschenversuchen verurteilt. Insgesamt gab es
sieben Todesurteile und ebenso viele Freisprüche; die neun zu langen Haftstrafen ver-
urteilten Personen waren 1952 alle wieder auf freiem Fuß.

Der Urteilsbegründung diente der sogenannte «**Kodex von Nürnberg**» (*Nuremberg Code*), der – vergeblich – den Anspruch erhob, verbindliche Prinzipien für die künftige medizinische Forschung am Menschen zu formulieren. In Deutschland wurde der Text als Indiz für «Siegerjustiz» empfunden, weil er als Rechtsschöpfung gegen den Grundsatz *nulla poena sine lege* (keine Strafe ohne Gesetz) verstieß: Ein juristisch definiertes «Verbrechen gegen die Menschlichkeit» gab es zur Tatzeit nicht, die Deklaration der Menschenrechte datiert erst von 1948. International (auch in den USA, die Verfahren und Inhalt verantworteten) wurde der Kodex ignoriert, weil er als NS-spezifisch galt; «anständige» Forscher hätten so etwas nicht nötig. Aus heutiger Sicht beunruhigt, dass Grausamkeiten ohne nachvollziehbaren wissenschaftlichen Zweck unter «Forschung» laufen konnten, anstatt als Mord, Totschlag, gefährliche Körperverletzung o. Ä. eingestuft zu werden.

Inhaltlich gibt es einige Merkwürdigkeiten:

- Das Experiment wird nicht vom individuellen Heilversuch abgegrenzt.

- Es ist ein höheres Risiko erlaubt, wenn der Versuchsleiter selbst gleichzeitig Proband ist.

- Vor allem wird die Forderung nach «Geschäftsfähigkeit» der Versuchsperson erhoben, was zum Beispiel Minderjährige grundsätzlich ausschließen würde.

Dagegen gehören folgende Forderungen seit der Deklaration von Helsinki II (vgl. Kap. 13.2) zu den Prinzipien klinischer Forschung:

- Tod und vorsätzliche Schädigung der Versuchsperson können nicht Teil des Experiments sein.

- Vor Versuchsbeginn ist die freiwillige Zustimmung nach Aufklärung nötig.

- Ein Widerruf muss ohne Nachteile möglich sein.

- Die Planung muss berechtigte Erfolgsaussichten haben.

- Die Planung muss die Abbruchbedingungen einschließen.

8 Die Medizin auf dem Weg ins 21. Jahrhundert

■ Welche Tendenzen und medizinische «Moden» lassen sich an den Nobelpreisen ablesen?

■ Welche preisgekrönten Verfahren würde man heute kritisch betrachten?

■ Was waren die wichtigsten Entwicklungen in der Medizin des 20. Jahrhunderts?

■ Welche hoffnungsvollen und welche problematischen Perspektiven eröffnen sich zu Beginn des 21. Jahrhunderts?

8.1 Nobelpreise als Spiegel der Medizin

Für ein endgültiges Urteil über die Medizin des 20. Jahrhunderts mag es noch zu früh sein. Sicher ist aber, dass die Verlängerung der durchschnittlichen Lebenserwartung um ca. 30 Jahre zwischen 1900 und 2000 in allererster Linie auf den hygienischen Fortschritt, die Verbesserung von Lebens- und Arbeitsbedingungen sowie die Senkung der Neugeborenen- und Säuglingssterblichkeit zurückzuführen ist. Unter den Medikamenten dürften die Antibiotika die meisten Leben gerettet haben. Das Krankheitsspektrum hat sich von den akuten zu den chronischen und altersbedingten Krankheiten verändert, was sich an der hohen Sterblichkeit durch Herz-Kreislauf- und Krebserkrankungen äußert.

Welche Probleme als dringlich betrachtet und welche Entwicklungen zu einer bestimmten Zeit als bahnbrechend betrachtet wurden, lässt sich an den jeweils vergebenen Nobelpreisen für Medizin und Physiologie ablesen (siehe **Tab. 8-1**), auch wenn einige davon Leistungen würdigen, die viele Jahre vorher erbracht wurden (z. B. 1930, 1990, 2003, 2005). Einige preisgekrönte Leistungen erscheinen heute fast altmodisch (z. B. 1903, 1912, 1923, 1934), andere als problematisch (z. B. 1927, 1948, 1949). Auffällig ist insgesamt die Verschiebung von der Praxis hin zur theoretischen Grund-

Tabelle 8-1: Die Nobelpreise für Medizin und Physiologie

1901	Emil Adolf von Behring	D	Diphtherie-Serum
1902	Ronald Ross	UK	Infektionsweg der Malaria
1903	Niels Ryberg Finsen	DK	Lichttherapie, z. B. bei Haut-Tuberkulose
1904	Iwan Petrowitsch Pawlow	RUS	Verdauungsphysiologie («P.'scher-Reflex»)
1905	Robert Koch	D	Entdeckung des Tuberkulose-Erregers
1906	Camillo Golgi, Santiago Ramón y Cajal	I SP	Struktur des Nervensystems («G.-Apparat»)
1907	Alphonse Laveran	F	Protozoen als Krankheitserreger
1908	Ilja Iljitsch Metschnikow, Paul Ehrlich	RUS D	Mechanismen der Immunität
1909	Emil Theodor Kocher	CH	Schilddrüsenfunktion
1910	Albrecht Kossel	D	Eiweiße und Nukleine in der Zellchemie
1911	Allvar Gullstrand	S	Dioptrik des Auges
1912	Alexis Carrel	F	Gefäßnaht, Gefäß- und Organtransplantation
1913	Charles R. Richet	F	Anaphylaxie
1914	Róbert Bárány	H	Vestibularapparat
1915–1918	∅		
1919	Jules Bordet	B	Mechanismen der Immunität
1920	Schack August S. Krogh	DK	Kapillarmotorik
1921	∅		
1922	Archibald Vivian Hill Otto Fritz Meyerhof	UK D	Wärmeerzeugung in den Muskeln Sauerstoffverbrauch und Milchsäureproduktion im Muskel
1923	Frederick Banting, John J. R. Macleod	CAN	Entdeckung des Insulins
1924	Willem Einthoven	NL	EKG
1925	∅		
1926	Johannes Fibiger	DK	Spiropterakarzinom
1927	Julius Wagner-Jauregg	A	Malaria-Therapie bei Progressiver Paralyse
1928	Charles Jules Henry Nicolle	F	Arbeiten über Flecktyphus

1929	Christiaan Eijkman	NL	«antineuritisches Vitamin» (Thiamin)
	Frederick G. Hopkins	UK	«wachstumsfördernde Vitamine» (Vit. B-Komplex)
1930	Karl Landsteiner	A	Entdeckung der menschlichen Blutgruppen
1931	Otto Heinrich Warburg	D	«Atmungsferment» (Cytochrom a)
1932	Charles S. Sherrington, Edgar D. Adrian	UK	Neuronenfunktionen
1933	Thomas H. Morgan	USA	Chromosomen als Träger der Vererbung
1934	George H. Whipple, George R. Minot, William P. Murphy	USA	Lebertherapie gegen Anämie
1935	Hans Spemann	D	Organisator-Effekt im Embryonalstadium
1936	Henry H. Dale, Otto Loewi	UK A	chemische Übertragung der Nervenimpulse
1937	Albert von Szent-Györgyi Nagyrapolt	H	Bedeutung von Vitamin C und Fumarsäure bei biolog. Verbrennungsprozessen
1938	Corneille Heymans	B	Sinus- und Aortenmechanismus bei Atemregulierung
1939	Gerhard Domagk	D	antibakterielle Wirkung des Prontosil
1940– 1942	∅		
1943	Henrik Dam, Edward A. Doisy	DK USA	Vitamin K
1944	Joseph Erlanger, Herbert S. Gasser	USA	verschiedene Funktionen von Nervenfasern
1945	Alexander Fleming, Ernst Boris Chain, Howard W. Florey	UK	Penizillin
1946	Hermann Joseph Müller	USA	Mutationen durch Röntgenstrahlen
1947	Carl Ferdinand Cori, Gerty Cori, Bernardo Alberto Houssay	USA USA ARG	katalytischer Glykogen-Stoffwechsel
1948	Paul Hermann Müller	CH	DDT als Insektizid
1949	Walter Rudolf Hess Egas Moniz	CH P	Bedeutung des Zwischenhirns Lobotomie gegen Psychosen

1950	Edward Calvin Kendall, Tadeus Reichstein, Philip S. Hench	USA CH USA	Nebennierenrinden-Hormone
1951	Max Theiler	Süd- afrika	Gelbfieberforschung
1952	Selman A. Waksman	USA	Streptomyzin gegen Tuberkulose
1953	Hans A. Krebs Fritz A. Lipmann	UK USA	Zitronensäurezyklus Coenzym A
1954	John F. Enders, Thomas H. Weller, Frederick C. Robbins	USA	Eigenschaften des Poliovirus
1955	Hugo Theorell	S	Oxidationsenzyme
1956	André F. Cournand, Werner Forssmann, Dickinson W. Richards	USA D USA	Herzkatheter
1957	Daniel Bovet	I	Curarewirkung
1958	George W. Beadle, Edward L. Tatum Joshua Lederberg	USA USA USA	Definition des «Gens» über dessen spezielle Wirkung genetische Veränderungen bei Bakterien
1959	Severo Ochoa, Arthur Kornberg	USA	Synthese von RNA und DNA
1960	Frank M. Burnet, Peter B. Medawar	AUS UK	erworbene immunologische Toleranz
1961	Georg von Békésy	(H) USA	Funktionsmechanismus der Cochlea
1962	Francis Crick, James D. Watson, Maurice H. F. Wilkins	UK USA UK	Molekularstruktur und Bedeutung von RNA und DNA («W.-C.-Modell»)
1963	John C. Eccles, Alan L. Hodgin, Andrew F. Huxley	AUS UK UK	Ionenmechanismus der Erregung an der Nervenzellmembran
1964	Konrad Bloch, Feodor Lynen	D USA	Cholesterin- und Fettsäure-Stoffwechsel
1965	François Jacob, André Lwoff, Jacques L. Monod	F	genetische Steuerung der Enzymsynthese und Virenvermehrung
1966	Peyton Rous Charles B. Huggins	USA USA	tumorerzeugende Viren Hormonbehandlung von Prostatakrebs

1967	Ragnar Granit, Haldan K. Hartline, George Wald	S USA USA	Sehvorgänge
1968	Robert W. Holley, Har Gobind Khorana, Marshall W. Nirenberg	USA	Funktion des genetischen Codes bei der Protein-Synthese
1969	Max Delbrück, Alfred D. Hershey, Salvador E. Luria	USA	Vermehrung und genetische Struktur von Viren
1970	Bernard Katz, Ulf von Euler, Julius Axelrod	UK S USA	Neurotransmitter
1971	Earl W. Sutherland	USA	Wirkungsmechanismen von Hormonen
1972	Gerald M. Edelman, Rodney R. Porter	USA UK	chemische Struktur der Antikörper
1973	Karl von Fritsch, Konrad Lorenz, Nikolaas Tinbergen	D A UK	Organisation und Auslösung von individuel- len und sozialen Verhaltensmustern
1974	Albert Claude, Christian de Duve, George E. Palade	B B USA	Organisation der Zelle
1975	David Baltimore, Renato Dulbecco, Howard M. Temin	USA	Wechselwirkungen zwischen Tumorviren und genetischem Material der Zelle
1976	Baruch S. Blumberg, D. Carleton Gajdusek	USA	Mechanismen der Entstehung und Verbreitung von Infektionskrankheiten
1977	Roger Guillemin, Andrew Schally Rosalyn Yalow	USA USA USA	Produktion von Peptidhormonen im Gehirn radioimmunologische Bestimmung von Peptidhormonen
1978	Werner Arber, Daniel Nathans, Hamilton O. Smith	CH USA USA	Restriktionsenzyme in der Molekulargenetik
1979	Allan M. Cormack, Godfrey N. Hounsfield	USA UK	Computertomographie
1980	Baruj Benacerraf, Jean Dauset, George D. Snell	USA F USA	genetisch bedingte Oberflächenstrukturen zur Steuerung immunologischer Reaktionen

1981	Roger Sperry	USA	funktionelle Spezialisierung
	David H. Hubel,	USA	der Gehirnhemisphären
	Torsten N. Wiesel	S	Informationsverarbeitung in der Sehbahn
1982	Sune K. Bergström,	S	Prostaglandine
	Bengt I. Samuelsson,	S	
	John R. Vane	UK	
1983	Barbara McClintock	USA	bewegliche Strukturen in der Erbmasse
1984	Niels K. Jerne	UK	Aufbau und Steuerung des Immunsystems
	Georges J. F. Köhler,	D	monoklonale Antikörper
	César Milstein	ARG	
1985	Michael S. Brown,	USA	Bestimmung des Cholesterinumsatzes
	Joseph L. Goldstein		
1986	Stanley Cohen,	USA	Nervenwachstumsfaktor
	Rita Levi-Montalcini	I	
1987	Susumu Tonegawa	JAP	genet. Grundlage der Variationen von Antikörpern
1988	James W. Black,	UK,	biochemische Prinzipien der Arzneimittel-
	Gertrude B. Elion,	USA	therapie (Entwicklung immunsuppressiver
	George H. Hitchings	USA	Medikamente)
1989	J. Michael Bishop,	USA	zellularer Ursprung der Retroviren
	Harold E. Varmus		
1990	Joseph E. Murray,	USA	Einführung der Gewebe- und Organ-
	E. Donnall Thomas		übertragung in die klinische Praxis
1991	Erwin Neher,	D	Nachweis von Ionenkanälen
	Bert Sackmann		in Zellmembranen
1992	Edmond H. Fischer,	USA	Steuerung der Stoffwechselvorgänge
	Edwin G. Krebs		
1993	Richard John Roberts,	UK	diskontinuierlicher Aufbau von Erbanlagen
	Phillip A. Sharp	USA	
1994	Alfred G. Gilman,	USA	Zellkommunikation, G-Proteine
	Martin Rodbell		
1995	Edward B. Lewis,	USA	genetische Kontrolle der frühen Embryonal-
	Christiane Nüsslein-Volhard,	D	entwicklung
	Eric F. Wieschaus	USA	
1996	Peter C. Doherty,	AUS	Kennzeichen virusinfizierter Zellen
	Rolf Zinkernagel	CH	
1997	Stanley B. Prusiner	USA	Prionen als neues Infektionsprinzip

1998	Robert F. Furchgott, Louis J. Ignarro, Ferid Murad	USA	Stickstoffmonoxid als Botenstoff im Herz-Kreislauf-System
1999	Günter Blobel	USA	Steuerung des Proteintransports in der Zelle
2000	Arvid Carlsson, Paul Greengard, Eric R. Kandel	S USA USA	Signalübertragung im Nervensystem
2001	Leland H. Hartwell, Tim Hunt, Paul M. Nurse	USA UK UK	Kontrolle des Zellzyklus
2002	Sydney Brenner, H. Robert Horvitz, John E. Sulston	UK USA UK	genetische Regulierung der Organentwicklung und programmierter Zelltod
2003	Paul C. Lauterbur, Peter Mansfield	USA UK	Magnetresonanztomographie
2004	Richard Axel, Linda B. Buck	USA	olfaktorisches System
2005	Barry Marshall, Robin Warren	AUS	Helicobacter pylori
2006	Andrew Fire, Craig Mello	USA	RNA-Interferenz
2007	Mario Capecchi, Oliver Smithies, Martin Evans	USA UK UK	Züchtung von «Knock-out-Mäusen» mithilfe embryonaler Stammzellen

lagenforschung, wobei zu Beginn des Jahrhunderts die Infektiologie dominiert, während sich in den letzten Jahren die Molekularbiologie als neue Leitwissenschaft etabliert hat, mit einem eindeutigen Schwerpunkt auf Steuerungsmechanismen. Dem Zeitgeist verdankt sich die Prämierung der Verhaltensforschung 1973, der damals aktuellen Diskussion um den «Rinderwahnsinn» der kurzfristige Aufschwung der Prionentheorie 1997. In der Tabelle wird auch ersichtlich, dass die deutsche Medizin durch die politischen Entwicklungen der ersten Jahrhunderthälfte den Platz an der Weltspitze verloren hat; sie hat weder den Aderlass an Wissenschaftlern durch Emigration verkraftet noch bietet sie heute – anders als die Naturwissenschaften – hinreichend attraktive Bedingungen für Spitzenforschung.

8.2
Entwicklungslinien und Perspektiven

Der Wunschtraum der Medizin ist es seit jeher, Krankheiten gar nicht erst entstehen zu lassen. Ein wichtiger Schritt in diese Richtung waren die **Impfungen**, auch wenn der Weg zu einer Ausrottung der (oder wenigstens der schwersten) Infektionskrankheiten lang ist: 1796 wurde die Vakzination gegen Pocken erstmals beschrieben, 1980 konnte die WHO die Welt als pockenfrei einstufen. Die parallel laufenden internationalen Impfprogramme gegen Kinderlähmung und Masern waren dagegen noch nicht so erfolgreich. Hier eine Zusammenstellung der wichtigsten Impfungen:

- 1881 Milzbrand (Louis Pasteur, Emile Roux)
- 1885 Tollwut (Louis Pasteur, Emile Roux)
- 1890 Diphtherie (passive Immunisierung; Emil von Behring, Shibasaburu Kitasato)
- 1890 Tetanus (passive Immunisierung; Emil von Behring, Shibasaburu Kitasato)
- 1923 Diphtherie (aktiv)
- 1924 Tuberkulose (Albert Calmette, Camille Guérin; nicht ungefährlich, seit 1998 nicht mehr empfohlen)
- 1926 Keuchhusten
- 1935 Gelbfieber
- 1936 Grippe
- 1955 Kinderlähmung (Jonas Salk, Albert Sabin; als «Schluckimpfung» ab 1960 in der DDR, ab 1962 in der BRD; seit 1998 wird ein Totimpfstoff als Injektion verwendet)
- 1967 Mumps
- 1968 Masern
- 1969 Röteln
- 1973 FSME
- 1974 Windpocken
- 1981 Hepatitis B
- 1982/1999 Meningitis
- 1992 Hepatitis A
- 2006 Gebärmutterhalskrebs (humane Papillomviren).

Dem gegenüber verschwand die Serumtherapie, mit der man Antikörper «passiv» übertragen wollte, aufgrund ihrer zahlreichen und schweren Nebenwirkungen; sie erlebt allerdings momentan in modifizierter Form eine gewisse Renaissance, die sie der zunehmenden Erregerresistenz gegen **Antibiotika** verdankt. Im Kampf gegen die Infektionskrankheiten waren und sind antibakteriell wirkende Substanzen jedoch unverzichtbar:

- 1910 Salvarsan® (Arsenverbindung; Paul Ehrlich) speziell gegen Syphilis

- 1935 Prontosil® (Sulfonamid, bakteriostatisch; Gerhard Domagk)

- 1928 Penizillin (Alexander Fleming), großtechnische Herstellung ab 1940

- 1943 Streptomyzin (Tuberkulostatikum; Selman Abraham Waksman, Albert Schatz).

Im Fall der Tuberkulose war es allerdings die Sanierung der Rinderbestände in den 1950er-Jahren, die die Krankheit zurückdrängte, verbunden mit einer Zunahme des allgemeinen Wohlstands nach Überwindung der Kriegs- und Nachkriegsjahre. Tuberkulose ist bis heute mit Armut und mangelnder Hygiene assoziiert und ist dabei eine unheilvolle Allianz mit einer anderen Seuche eingegangen: 1981 wurde AIDS als Folge einer HIV-Infektion als neue Krankheitsentität beschrieben und ist trotz verbesserter Therapieoptionen längst nicht unter Kontrolle. Von einem Sieg über die Seuchen kann also nicht die Rede sein; das zeigen auch unerwartete Ausbrüche mit unbekannten Erregern wie SARS 2002 sowie die aktuelle Angst vor einer Grippe-Pandemie mit einem auf den Menschen überspringenden Vogelgrippe-Virus, bei der man die 25 Millionen Todesopfer der «Spanischen Grippe» von 1918 bis 1920 vor Augen hat.

Im Bereich der Diagnostik kam die Medizin zunächst schneller voran als in der Therapie. Die 1895 vom Physiker **Wilhelm Conrad Röntgen** (1845–1923) entdeckten «X-Strahlen» erwiesen sich schnell als hervorragende Methode zur Skelettbeurteilung, zur Suche nach Fremdkörpern (besonders von Geschossen) sowie (unter Einsatz von Kontrastmitteln) für die Darstellung des Körperinneren. Eine Sensation war 1929 die im Selbstversuch entwickelte Herzkatheterisierung Werner Forssmanns (1904–1979). Die Bilder drängten die ehemals innovativen Kurven mit ihrer nur indirekten Aussagekraft zurück, doch haben sich immerhin EKG (Willem Einthoven, 1903) und EEG (Hans Berger, 1929) behauptet. Die bald erkannten Gewebeschädigungen durch Strahlen versuchte man, wenn auch erst einmal deutlich weniger erfolgreich und nur zu oft mit fatalen Folgen, für die Behandlung auszunutzen, wobei nicht nur bösartige Geschwülste, sondern auch Hautkrankheiten (vor allem der Lupus vulgaris) bestrahlt wurden. Erst die Auswirkungen der Atombomben haben diese Anfangseuphorie gedämpft und zu Vorsicht mit Radioaktivität gemahnt. Deren Einsatz ist in der Medizin jedoch noch immer unverzichtbar; zur wesentlich verfeinerten Strahlentherapie kamen neue Aufnahmetechniken (z. B. Schichtaufnahmen) und die Einbeziehung von Rechnermodellen (Computertomographie, seit ca. 1975) sowie Szintigraphie bzw. Nuklearmedizin (seit ca. 1960). Ohne Strahlenbelastung kommt unter den bildgebenden Verfahren die in den 1980er-Jahren aufkommende Kernspintomographie (MRT) aus, ohne die der Aufschwung der Hirnforschung in den 1990er-Jahren nicht vorstellbar gewesen wäre. Den gleichfalls strahlungsfreien Ultraschall machte sich in den 1970er-Jahren zunächst die Geburtshilfe zunutze, doch bald entwickelte sich die Technik zu einer vielseitig einsetzbaren Methode der Inneren Medizin (z. B. Echokardiographie).

Die mehr oder weniger direkte Einsichtnahme ins Körperinnere mithilfe von Konkavspiegeln begann bereits im 19. Jahrhundert, allerdings eingeschränkt durch die schlechte Beleuchtung, für die zunächst nur Kerzen verfügbar waren. Insofern ist es fraglich, was Philip Bozzini (1773–1809) 1807 bei seiner legendären Blasenuntersuchung durch ein starres Rohr erkennen konnte. Auch die Gynäkologen kamen bei der Entwicklung verschiedener Specula nur langsam voran. Ein Durchbruch war der Augenspiegel, den der vielseitige «Medizin-Physiker» Hermann von Helmholtz (1821–1894) 1850 erfand, und von dem alsbald unzählige Varianten kursierten. Er war damit deutlich erfolgreicher als der schon 1841 eingesetzte Ohrenspiegel für Trommelfelluntersuchungen und als der 1854 vom Gesangslehrer Manuel Garcia benutzte Kehlkopfspiegel. Die 1853 (Antonin Desormeaux) und 1879 (Maximilian Nitze und Josef Leiter) vorgestellten Zystoskope blieben dagegen ebenso wie das 1868 (Adolf Kussmaul) erprobte Gastroskop mehr oder weniger experimentelle und auf spektakuläre Einzelanwendungen beschränkte Geräte, obwohl der bekannte Chirurg Johannes von Mikulicz-Radecki (1850–1905) ab 1881 durch die Einführung von Linksseitenlage und Morphium durchaus beachtliche Ergebnisse – besonders bei der Ösophagoskopie – vorweisen konnte. Der breite Einsatz der **Endoskopie** begann jedoch erst in der Mitte des 20. Jahrhunderts: 1944 setzte die Entwicklung der Laparoskopie ein, die in den 1960er-Jahren erstmals auch für kleinere gynäkologische Eingriffe genutzt wurde. 1958 wurde das erste flexible Endoskop vorgestellt, seit 1962 wird Kaltlicht verwendet, seit 1976 gibt es Desinfektionsgeräte für flexible Endoskope. Obwohl 1983 der Begriff «minimal invasive Chirurgie» geprägt wurde (erste laparoskopische Appendektomie 1983, Cholezystektomie 1985), fand dieses schonende, aber technisch anspruchsvolle Verfahren erst in den 1990er-Jahren bei den Chirurgen durchgängig Akzeptanz. Ein Hightech-Produkt ist die Kapselendoskopie, die seit 2000 für besondere diagnostische Fragestellungen praktisch angewandt werden kann.

Im 20. Jahrhundert ging auch erstmals der Menschheitstraum in Erfüllung, nicht mehr funktionsfähige Organe gegen gesunde auszutauschen. Der erste Schritt auf diesem Weg war im Jahr 1900 die Entdeckung der AB0-Blutgruppen durch **Karl Landsteiner** (1868–1943), die die Voraussetzung für Transfusionen war. Diese blieben allerdings in den ersten Jahrzehnten auf wenige Indikationen beschränkt: Haupteinsatzgebiet waren postpartale Uterusatonien mit drohender Verblutung und terminale (perniziöse) Anämien, ansonsten erhielten kachektische Patienten manchmal 100–250 ml zur «Roborierung». Die erste erfolgreiche **Transplantation** im engeren Sinn war 1906 eine Hornhautübertragung. Dem Organersatz stand weiterhin die Abstoßungsreaktion entgegen, so dass er zunächst nicht über das Versuchsstadium hinauskam: 1943 wurde die erste funktionierende künstliche Niere vorgestellt, bei der sich das gerade entwickelte Heparin bewährte, 1954 konnte die erste erfolgreiche Nierentransplantation beim Menschen durchgeführt werden, allerdings unter eineiigen Zwillingen, 1958 versuchte man, Strahlenopfer mittels einer Knochenmarktransplantation zu retten. Als immunsuppressiver Wirkstoff erwies sich 1960 Azathioprin, dessen Effekt seit 1963 durch die Kombination mit Steroiden verstärkt wurde; 1976 kam Ciclosporin A und 1984 Tacrolimus dazu. Die Zahl der Transplantationen stieg jedoch trotzdem zunächst nur zögerlich, denn die Überlebensraten blieben in den Anfangsjahren unbefriedigend: Nach der ersten Herztransplantation 1967 (Christiaan Barnard) wurden bis 1977 weltweit jährlich nur etwa 30 bis 40 Herzen ausgetauscht. Auch die 1963 erstmals erprobte Lebertransplantation blieb rund 25 Jahre eher experimentell. Der Aufschwung kam in den 1980er-Jahren: 1988 wurde die erste *Split-liver*-Transplantation in Deutschland durchgeführt und 1989 konnte die 100 000. Nierentransplantation insgesamt gefeiert werden. Als ein Tabubruch wurde dagegen 1998 die Übertragung einer Hand von einem toten Spender empfunden, ebenso wie die erste Gesichtstransplantation 2005 (zu den ethischen Problemen der Transplantation vgl. Kap. 12.2).

Bei der «Ersatzteilmedizin» spielt heute – gerade angesichts der demografischen Entwicklung – der Gelenkersatz eine große Rolle: Mussten um 1970 noch die Endoprothesen aus England importiert werden, so gehört heute das künstliche Hüft- bzw. Kniegelenk zur Standardversorgung von Arthrosen. Zu den technischen Hilfsmitteln, die Körperfunktionen ersetzen, gehört auch der 1958 erstmals implantierte Herzschrittmacher, der immer exakter der Physiologie angepasst wird: Seit 1965 stimuliert er nur bei Bedarf, seit 1972 kann er von außen programmiert werden, seit 1983 verfügt er über eingebaute Bewegungssensoren, seit 1992 lässt er sich in die natürliche Herz-Kreislauf-Regulation integrieren (*closed-loop*-Stimulation), seit 1995 gibt es Zwei- und seit 1999 Dreikammerschrittmacher. Der Ausgleich fehlender Nervenimpulse zur Überwindung von Lähmungen, Taubheit, Blindheit usw. durch elektronische Bauteile (Bionik) ist teilweise schon gelungen; wesentliche Fortschritte verspricht man sich künftig von der Nanotechnologie.

Eine Nachahmung natürlicher Abläufe ist auch durch die Erforschung der **Hormone** und ihrer Steuerung möglich geworden. Als erster Botenstoff wurde 1901 Adrenalin entdeckt, 1902 folgte Sekretin, 1905 Gastrin, 1915 Thyroxin. Die zahlenmäßig wichtigste therapeutische Anwendung von Hormonen ist die Behandlung des schon in der Antike beschriebenen Diabetes mellitus: 1889 identifizierte man zwar durch Tierversuche das Pankreas als auslösendes Organ (vorher hatte man Diabetes wegen der Polyurie für eine Nierenkrankheit gehalten), doch erst 1921 gelang Frederick Grant Banting (1891–1941) die Isolierung des Insulins. Für die therapeutische Anwendung stand ab 1926 kristallines Insulin zur Verfügung, das reiner und verträglicher war als der bis dahin benutzte Extrakt aus der Bauchspeicheldrüse von Rindern und Kälbern. Rinderinsulin blieb bis in die 70er-Jahre Standard bei der Diabetesbehandlung; das teurere Schweineinsulin, das sich vom menschlichen nur durch eine einzige Aminosäure unterscheidet, wurde meist erst bei nachlassender Wirkung und Abwehrreaktionen eingesetzt. 1976 gelang zwar die chemische Umwandlung von Schweine- in

Humaninsulin, doch war das Verfahren zu aufwendig. Den Durchbruch brachte das biotechnologisch hergestellte Humaninsulin, das seit 1983 verfügbar ist. Seit 1996 werden Insulinanaloga mit komfortableren Eigenschaften ausgestattet, die durch Modifikation von Wirkungseintritt und -dauer eine praktisch unbeeinträchtigte Lebensweise ermöglichen. Seit 2006 ist auch inhalierbares Insulin auf dem Markt.

Das Hormonpräparat mit der größten gesellschaftlichen Wirkung war die ovulationshemmende «Pille», die 1960 in den USA entwickelt und ab 1961 in der BRD, ab 1965 in der DDR verkauft wurde; mit ihr stand den Frauen erstmals eine wirklich zuverlässige, wenn auch nicht nebenwirkungsfreie Verhütungsmethode zur Verfügung. Die «Pille für den Mann» kommt dagegen nicht recht voran. Die Hormone, die seit den 1960er-Jahren als angeblicher «Jungbrunnen» (*feminine forever*) Frauen in den Wechseljahren verschrieben werden, sind inzwischen in die Kritik geraten: Die alten Östrogenpräparate erhöhten das Risiko, an einem Endometriumkarzinom zu erkranken. Seit 1980 werden deshalb Gestagene beigemischt; der erhoffte positive Effekt auf Knochendichte und Infarkthäufigkeit ist allerdings nicht besser als bei sportlicher Betätigung. Stattdessen wird seit 1989 eine erhöhte Brustkrebsrate vermutet, die die Million Women Study 2003 bestätigt hat, so dass die Risiken den Nutzen überwiegen.

Das Beispiel zeigt, dass moderne Entwicklungen auch an Grenzen stoßen. So sehr die Patienten auch Gesundheit und Wohlergehen von der Medizin erhoffen, so skeptisch stehen sie am Beginn des neuen Jahrtausends vielfach den technischen Verfahren und den immer zahlreicheren Medikamenten gegenüber (vgl. Kap. 11.1). Vor allem wird beklagt, dass die «Seele» zu kurz komme und die «Ganzheitlichkeit» verloren gegangen sei, was allerdings nichts historisch Neues ist: Thure von Uexküll (1908–2004) hat bereits in den 1940er-Jahren mit seiner psychosomatischen Interpretation von Krankheiten («**bio-psycho-soziales Modell**») einen Gegenentwurf zu einer technikorientierten und lokalistisch ausgerichteten Medizin entwickelt. Parallel dazu entstand die «Heidelberger Schule» der Psychosomatik mit den Protagonisten Ludolf Krehl (1861–1937), Richard Siebeck (1883–1965) und Viktor von Weizsäcker (1886–1957).

Schon der Wiener Neurophysiologe **Sigmund Freud** (1856–1939) hatte sich mit Zusammenhängen zwischen Körper und Psyche beschäftigt und gemeinsam mit Josef Breuer (1842–1925) somatische Erscheinungen als Symbole verdrängter traumatischer Erlebnisse interpretiert («Studien über die Hysterie», 1895). Später ersetzte Freud diese Theorie durch ein Konzept der – potenziell pathogenen – psychosexuellen Entwicklung («Ödipuskomplex»), deren unbewusste Spuren in der **Psychoanalyse** aufzudecken waren. Die postulierte Omnipräsenz sexueller Motive und die metaphorische Übertragung individueller psychischer Abläufe auf gesellschaftliche und religiöse Phänomene («Über-Ich») wurden seinerzeit als skandalös empfunden. Freuds Schüler störten sich teilweise an der monokausalen und schematisch-vereinfachenden Fixierung sowie an der Einführung des «Todestriebs» als Gegenspieler des Eros («Jenseits des Lustprinzipis», 1920); heute irritiert vor allem die Frauenfeindlichkeit der Freud'schen Neurosenlehre («Penisneid»).

Alfred Adler (1870–1937) entwarf daher eine «Individualpsychologie», die nicht die Vergangenheit, sondern die zukünftige Biografie («Lebensplan») sowie die Umgebung in den Blick nimmt. Er engagierte sich in der Sozialpolitik, in der Reformpädagogik sowie für die Anliegen der Frauenbewegung. Auch **Carl Gustav Jung** (1875–1961) strebte eher «seelisches Wachstum» seiner Klienten an und verortete die Psyche des Einzelnen in einem «kollektiven Unbewussten». Die «Dritte Wiener Schule» der Psychotherapie wurde von **Viktor Emil Frankl** (1905–1997) begründet, dessen «Logotherapie» (Suche nach dem individuellen Lebenssinn) zunächst vor allem auf Suizidprävention abzielte, jedoch auch auf sonstige psychische Probleme anwendbar ist.

Daneben entstanden weitere psychotherapeutische Richtungen, die sich ihrerseits veränderten und von verschiedenen Vertretern modifiziert wurden:

- Klientenzentrierte Psychotherapie, Gesprächspsychotherapie (1938, Carl Rogers)

- «Humanistische» Psychotherapie, Gestalttherapie (*awareness*, 1951, Fritz und Laura Perls, Paul Goodman), Körperpsychotherapie (Wilhelm Reich)

- Behaviorismus (1950er-Jahre, Frederic Skinner), Verhaltenstherapie, nach «kognitiver Wende» in den 1980er-Jahren mit Introspektion und Berücksichtigung von Emotionen: «Rational Emotive Therapy» nach Ellis und «Kognitive Therapie» nach Beck

- Systemische Therapie, Familientherapie (1980er-Jahre, «Neue Heidelberger Schule»).

Die Entwicklung der Psychiatrie verlief dem gegenüber langsam; die auf lebenslanges «Wegsperren» orientierte Anstaltspsychiatrie mit all ihren dunklen Seiten wurde bis in die 1970er-Jahre fortgeführt. Es gab nach dem Ersten Weltkrieg, der auch in den psychiatrischen Kliniken tausende Opfer durch Unterernährung und Kälte gefordert hatte, durchaus vereinzelte Reformbemühungen, die dann jedoch durch die NS-Politik zum Erliegen kamen (vgl. Kap. 7.6): So propagierte Hermann Simon (1867–1947) in Gütersloh eine «aktive Krankenbehandlung» mit Arbeitspflicht, um Hospitalismuserscheinungen und Gewalttätigkeiten entgegen zu wirken, und Gustav Kolb (1870–1938) war in Erlangen mit einer offenen Irrenfürsorge erfolgreich. Daneben experimentierte man mit teilweise recht rabiaten Methoden, durch die die Hirnfunktionen beeinflusst werden sollten:

- 1917 Malariatherapie der Progressiven Paralyse (Julius Wagner-Jauregg; im Anfangsstadium und in Kombination mit Salvarsan hilfreich)

- 1933 Insulinkoma

- 1935 «Cardiazolschock», Cardiazolkrampftherapie

- 1936 Lobotomie (Egas Moniz)

- 1937 Elektrokrampftherapie.

Die medikamentöse Therapie zeigte nach dem Zweiten Weltkrieg deutliche Fortschritte:

- 1948 Lithiumsalze bei manisch-depressiver Erkrankung
- 1953 Chlorpromazin (Megaphen®)
- 1957 Imipramin (Tofranil®).

Obwohl nunmehr Neuroleptika und Antidepressiva zur Verfügung standen, die in der Behandlung von Psychosen einen enormen Fortschritt bedeuteten, und obwohl sich Modelle einer Integration psychotherapeutischer Ansätze bewährten, änderten sich die Verhältnisse in der stationären Psychiatrie nur sehr langsam. Die Psychiatrie-Enquête (initiiert 1971, Abschlussbericht 1975) brachte in der BRD die katastrophalen Bedingungen in den Anstalten ans Licht, wie Ärztemangel, Renovierungsbedarf, Vernachlässigung, Langzeitunterbringung und Zwangsbehandlungen. Unter dem Druck der Öffentlichkeit kam es danach relativ schnell zu einer Verkürzung der stationären Behandlungsdauer mit nachfolgenden Integrationsangeboten und diversifizierter bzw. psychosozialer Betreuung.

Die DDR-Anstalten litten stark durch personellen wie finanziellen Ressourcenmangel und streng hierarchische Strukturen; dazu orientierte sich die DDR-Psychiatrie überwiegend an dem materialistisch-behavioristischen Konzept der Sowjetpsychiatrie, das sich auf Ivan Pawlows Reflexlehre berief. Trotzdem legte eine sozialpsychiatrisch ausgerichtete Gruppe bereits 1963 die «Rodewischer Thesen» vor, in denen eine mehrdimensionale Betreuung und insbesondere eine gesellschaftliche Integration der psychisch Kranken gefordert wurden; Beides wurde in den «Brandenburger Thesen» von 1976 wiederholt. In den 1980er-Jahren verstärkten sich die Tendenzen in der DDR, die psychiatrische Versorgung in ambulante Zentren zu verlagern und eine rasche Rehabilitation im Arbeitsleben anzustreben. Das Ideal einer «therapeutischen Gemeinschaft» mit einem multiprofessionellen Betreuungsteam wurde jedoch nur in wenigen Kliniken verwirklicht.

Teil 3

Ethik der Medizin

9 Grundlagen

- Was ist die Funktion des Faches «Ethik der Medizin»?

- Weshalb kann man die Medizinethik als «Situationsethik» bezeichnen?

- Inwiefern vereinigt die Medizinethik deontologische und verantwortungsethische Perspektiven?

- Was sind die Grundsätze der Prinzipienethik in der Medizin?

- Welche Herangehensweise ist für die Lösung einer ethischen Konfliktsituation in der Klinik empfehlenswert?

Das Fach Ethik der Medizin produziert sicher keine besseren Ärztinnen und Ärzte; vielmehr verfolgt es das Anliegen,

- für Probleme des ärztlichen Alltags zu sensibilisieren

- Probleme zu identifizieren und analytisch auf ihre Ursachen zurückzuführen

- den bestehenden normativen Rahmen für die Problemlösung zu vermitteln

- das Perspektivenspektrum einer pluralistischen Gesellschaft zu präsentieren

- das entsprechende Begriffsinstrumentarium bereit zu stellen.

Medizinethik ist daher nicht dogmatisch, sondern reflexiv und deskriptiv orientiert; sie ermuntert, Phänomene und Meinungen zu hinterfragen, Vorgehensweisen zu begründen und Verantwortung für Entscheidungen zu übernehmen. Insofern will sie einen Beitrag zur Qualitätssicherung ärztlichen Handelns leisten, sie bietet aber keine Patentlösungen an und sie moralisiert nicht.

Ethik beschäftigt sich mit der Frage, was richtig und was falsch ist und aus welchen Gründen. Für die Bewertung einer Handlung gibt es zwei Herangehensweisen, die Frage nach zu befolgenden Regeln oder die Frage nach zu erwartenden Folgen (siehe

Tab. 9-1). Es ist leicht ersichtlich, dass bei medizinischen Entscheidungen häufig beide Perspektiven zu berücksichtigen sein werden; das macht «jeden Fall anders». Aus diesem Grund kann die Medizinethik als **Situationsethik** charakterisiert werden, auch wenn der Begriff in der Philosophie etwas Anderes meint und die Entwicklung von ethischen Normen aus der Handlungsanforderung heraus bezeichnet. Das Wort illustriert jedoch in seiner Grundbedeutung sehr gut die Besonderheit, dass sich die ärztliche Anforderungssituation der Einbindung in ein starres Normengefüge (oft) widersetzt.

Eine reine Gesinnungsethik, die Handlungen isoliert – gleichsam «ohne Rücksicht auf Verluste» – betrachtet («man darf unter keinen Umständen Unrecht tun»), ist heute selten geworden, da sie sich zu einer reinen Pflichterfüllungsethik «ohne Herz» funktionalisieren lässt. Deshalb erscheint Vielen auch zum Beispiel die konservative Richtung der katholischen Moraltheologie nicht nachvollziehbar, weil ihre Positionen nicht verhandelbar sind. Wesentlich «zeitgemäßer» erscheint es, im Konfliktfall Vor- und Nachteile, gute und schlechte Konsequenzen gegeneinander abzuwägen. In der Verantwortungsethik ist diejenige Handlung moralisch richtig,

- deren Folgen (Konsequenzprinzip)

- für das Wohlergehen (hedonistisches Prinzip)

- aller Betroffenen bzw. möglichst vieler Betroffener (universalistisches Prinzip)

- möglichst viel Glück und möglichst wenig Leid bewirken (Utilitätsprinzip, deshalb wird oft die Bezeichnung «**Utilitarismus**» von lat. *utilis* = nützlich benutzt).

Auch wenn niemand bezweifeln dürfte, dass im ärztlichen Handeln Regeln zu befolgen und Rechte zu respektieren sind, und auch wenn immer wieder «Richtlinien» für medizinische Grenzbereiche gefordert werden, scheint dennoch für die Medizin die verantwortungsethische Herangehensweise *prima vista* näher zu liegen, da sich die Medizin über erfolgreiches Handeln definiert. Ein Problem stellt jedoch das universalistische Prinzip dar: Gerade die utilitaristisch ausgerichtete angelsächsische Ethikdiskussion bezieht das Allgemeinwohl (meistens, aber nicht immer, in Form ökonomischer Aspekte) grundsätzlich ein, während in Kontinentaleuropa das Interesse des einzelnen Patienten im Mittelpunkt steht und auf ökonomische Argumente empfindlich reagiert wird.

Tabelle 9-1: Theorie des Sollens

Gesinnungsethik, Deontologie	Verantwortungsethik, Teleologie
Pflichten, Rechte, Werte, Normen, Gesetze, Richtlinien, Verbote	Folgen, Nutzen, Schaden, «Glück»
«Etwas ist entweder richtig oder falsch, unabhängig von der Situation.»	«Ob etwas richtig oder falsch ist, hängt von den Folgen ab.»

In den letzten Jahren hat es sich durchgesetzt, stark vereinfachend traditionelle ärztliche Prinzipien mit modernen Wertvorstellungen zu verbinden und der deontologischen wie der verantwortungsethischen Perspektive Rechnung zu tragen: Die **Prinzipienethik** verzichtet auf weitergehende Begründungen und reduziert die Leitwerte in der Medizin auf:

- Nutzen (*beneficence; salus aegroti suprema lex*)

- Schaden vermeiden (*non-maleficence; primum nil nocere*)

- Selbstbestimmungsrecht (*autonomy*) und

- Gerechtigkeit (*fairness*).

Die Aufgabe der Medizinethik besteht darin, die zunächst leeren Schlagwörter mit Inhalt zu füllen, denn dieser ist umstritten und wird nach unterschiedlichen Norm- und Wertesystemen definiert. Schon jetzt sei auf die Verbindung der Prinzipienethik mit wichtigen Themen der medizinethischen Diskussion hingewiesen: Der Leitgedanke der Gerechtigkeit wird uns im Kapitel zur Allokation (Verteilung knapper Güter) beschäftigen (siehe Kap. 12), und das Ernstnehmen der Patientenautonomie ist Grundlage des Nachdenkens über den Umgang mit Krankheit, Leiden und Tod (*Coping*), wird besonders aber beim Thema «Wahrheit und Aufklärung» unter dem Stichwort «informierte Wahl» (*informed choice*) eine Rolle spielen (siehe Kap. 10.4).

Diese theoretische Vorbemerkung ist kein Selbstzweck: Erstens werden wir im Folgenden immer wieder auf die verschiedenen Bewertungsansätze zurückkommen müssen. Diese sind jedoch zweitens auch ohne Weiteres auf die Lösung einer **klinischen Konfliktsituation** übertragbar (siehe **Tab. 9-2**).

Im Vorfeld einer Entscheidungsfindung empfiehlt sich folgendes Vorgehen: Zunächst sind die verfügbaren **Informationen** zu sammeln, um Klarheit über die Vorgänge zu gewinnen. Keinesfalls sollten «ethische» (meist sind es moralische) Beurtei-

Tabelle 9-2: Entscheidungsfindung bei ethischem Dilemma

Informationen sammeln	Worum geht es? Was ist die Situation? Was wird von wem als problematisch empfunden?
Konflikt fokussieren	Welche (realistischen) Handlungsalternativen gibt es?
Deontologie: Rechte und Pflichten	Was muss man tun, was darf man tun?
Konsequenzen	Was nutzt dem Patienten, was schadet ihm?
	Was wünscht der Patient?
Zusammenfassung der Ergebnisse	Entscheidung über das weitere Vorgehen
Dokumentation der Argumente	

lungen oder Stellungnahmen abgegeben werden, wenn die näheren Umstände nicht aus erster Hand bekannt sind. Vorsicht ist daher geboten, wenn aufgebrachte Patienten und Angehörige berichten (zumal es dann oft um Missverständnisse oder unerfüllte Erwartungen geht). Eine medizinethische Falldiskussion darf ebenso wenig in Mitleidsbekundungen, Schuldzuweisungen und bloßes Moralisieren abgleiten wie eine sonstige interdisziplinäre klinische Konferenz; es handelt sich auch nicht um eine Balintgruppe, die der Aufarbeitung von Emotionen dient.

Die zweite Voraussetzung für eine sinnvolle Diskussion über ein ethisches Dilemma ist, dass überhaupt **Alternativen** gegeben sind. Wenn keine Auswahlmöglichkeit besteht, zum Beispiel wegen eines definierten rechtlichen Rahmens, wegen eines klar erklärten Patientenwillens, wegen des objektiven Fehlens der entsprechenden Mittel o. Ä., dann erübrigt sich eine Debatte. Das Nachdenken über ein schlimmes Schicksal, einen tragischen Verlauf, einen medizinischen Misserfolg oder eine klinische Fehleinschätzung mag menschlichen Gewinn bringen und lehrreich sein, ist aber keine ethische Reflexion.

Erst an dritter Stelle setzt nun der eigentliche ethische Diskurs ein. Die **deontologische** Perspektive ermittelt für jede Handlungsoption Rechte, Ansprüche und Prinzipien sowie deren absolute oder relative Bedeutung. Insbesondere sind grundsätzlich Rechts- und Pflichtverstöße auszuschließen und medizinische sowie pflegerische Standards einzuhalten. Die **teleologische** Sichtweise vergleicht dagegen die nach menschlichem Ermessen zu erwartenden Resultate der jeweiligen Handlungsalternativen, versucht, einen ausgesprochenen Schaden auf alle Fälle zu vermeiden, und fragt vor allem nach dem erreichbaren «maximalen Guten» für den Patienten. Bezugspunkt sind dessen Interessen und Wünsche, nicht das technisch Machbare und nicht die Wünsche Dritter. Möglicherweise werden auch Kosten-Nutzen-Analysen in absehbarer Zeit bei «Falldiskussionen» eine Rolle spielen. Auf dieser Stufe spielt die bestmögliche Ermittlung des tatsächlichen oder mutmaßlichen **Patientenwillens** eine entscheidende Rolle.

Den Abschluss der Diskussion, die zunächst in ihren wichtigsten Ergebnissen zusammenzufassen wäre, bildet die Frage nach der der jeweiligen Gesamtsituation angemessenen «besten» Lösung. Falldiskussionen sollen nicht ärztliche Entscheidungen kritisieren oder in Frage stellen, aber es ist für alle Beteiligten, besonders für die Pflegekräfte, eine wesentliche psychische Entlastung, wenn die Gedankengänge der «Entscheidungsträger» transparent gemacht werden. Aber auch für die leitenden Ärzte wirkt es langfristig erleichternd (und es ist die beste Versicherung gegen juristische Einwände), wenn sie sich und anderen jederzeit Rechenschaft über die abgelaufene Gedankenkaskade geben können. Auch aus diesem Grund sollte die Diskussion kurz dokumentiert und die Entscheidung schriftlich begründet werden (vgl. auch Kap. 14).

10 Das Arzt-Patient-Verhältnis im Wandel

- Welche Entwicklungen tragen in den letzten Jahren zur Unzufriedenheit bei Ärzt(inn)en einerseits und Patient(inn)en anderseits bei?

- Wie ist ärztliches Handeln trotz seines Status als Körperverletzung legitimiert?

- Was bedeutet der Begriff «Patientenautonomie»?

- Was sind positive, was negative Arten der Krankheitsbewältigung?

- Inwiefern kann man von einer «Ethik des Patienten» sprechen?

- Welche Modelle des Arzt-Patient-Verhältnisses gibt es? Was sind ihre Vor- und was ihre Nachteile?

- Wie verändern sich durch den Leitbegriff der «Patientenautonomie» die Anforderungen an Ärztinnen und Ärzte?

- Welche Arten von Aufklärung gibt es?

- Was sind Voraussetzungen für die juristische Wirksamkeit der Aufklärung?

- Was bedeutet *Empowerment* in der Medizin?

- Was spricht für, was gegen «Wahrheit am Krankenbett»?

- Was ist bei der Prognoseaufklärung zu beachten?

10.1
Bedingungen ärztlichen Handelns

Sowohl das ärztliche Selbstverständnis als auch das Arzt-Patienten-Verhältnis als auch die Erwartungen der Patienten an die Medizin sind einem ständigen Wandel unterworfen. In den letzten Jahren haben durch verschiedene Einflüsse besonders tief greifende Veränderungen begonnen, die nur zum Teil im Alltag schon bewältigt sind, die vielen Ärztinnen und Ärzten Unbehagen bereiten und die viele Patientinnen und Patienten beunruhigen:

■ «Verrechtlichung»: Annäherung des Medizinrechts an den Verbraucherschutz (Patienten als «Kunden»); Ausdehnung der Arzthaftung, dabei Unkalkulierbarkeit richterlicher Entscheidungen und gesetzgeberische Zurückhaltung («Richterrecht»), häufig verbunden mit «Defensivmedizin» zur Absicherung

■ «Kommerzialisierung»: tatsächliche oder vermeintliche Rationierung von Leistungen im Krankheitsfall (vgl. Kap. 12.1), (i. d. R. intransparente) Berücksichtigung ökonomischer Aspekte bei ärztlichen Entscheidungen, verbunden mit Misstrauen der Patienten; steigendes Mitspracherecht der Krankenkassen bei Therapieentscheidungen

■ Ärzte als «Leistungserbringer»: politisch-öffentliche Diffamierung des traditionellen ärztlichen Ethos bei gleichzeitig gängiger Verweigerung von Arbeitnehmerrechten bzw. unternehmerischer Freiheit mit Berufung auf eben dieses Ethos

■ «Bürokratisierung»: hoher Anteil berufsfremder Verwaltungsarbeit an der ärztlichen Gesamtarbeitszeit und entsprechend steigende Unzufriedenheit der Ärztinnen und Ärzte

■ Stärkung der Patienten-«Autonomie» bei gleichzeitiger voller Verantwortlichkeit der behandelnden Ärzte

■ hohe Patientenerwartungen: politisch geförderte «Anspruchshaltung», aber auch «Medikalisierung» sozialer Probleme

■ medizinischer Fortschritt und die Frage der Umsetzbarkeit im Alltag bei begrenzten Ressourcen

■ «Technisierung»: systematische Bevorzugung des Technikeinsatzes vor «sprechender Medizin».

Medizinethische Probleme werden fälschlicherweise oft auf juristische Fragen reduziert; die Übersicht zeigt exemplarisch, dass das Feld der Medizinethik zwar Rechtsprobleme einschließt, aber insgesamt wesentlich breiter ist. Ein großer Teil der juristischen Fallstricke resultiert aus ärztlicher Unbekümmertheit und Unkenntnis rechtlicher Prinzipien; dem gegenüber sind Fälle von Fahrlässigkeit oder gar echte «Kunstfehler» selten. Unabdingbar ist es daher zunächst, sich über den strafrechtlichen Charakter ärztlichen Handelns klar zu sein: Jeder ärztliche Eingriff ist grundsätzlich eine **Körperverletzung**, die nur unter zwei Bedingungen straffrei bleibt:

- Die Handlung muss **medizinisch indiziert** sein, das heißt, der Eingriff muss **notwendig** sein und zu Heilzwecken erfolgen.

- Der Patient muss rechtswirksam **zugestimmt** haben; Voraussetzung dafür ist eine ausreichende **Aufklärung** (vgl. Kap. 10.4).

In Notfällen wird der Überlebenswille unterstellt; nur wenn unmittelbar Gefahr im Verzug ist, darf der Arzt die «Geschäftsführung ohne Auftrag» übernehmen. Mutmaßungen bei längerfristig bewusstlosen Patienten (z. B. auf der Intensivstation) bedürfen der konkreten Substantiierung, die auch zu dokumentieren ist; insbesondere ist ein Betreuer zu bestellen. Bei Minderjährigen ist auch die Einwilligung der (beiden) Erziehungsberechtigten einzuholen.

10.2
Der «autonome» Patient

Kaum ein medizinethischer Begriff ist derart missverständlich wie das Wort «Patientenautonomie». Dies liegt an der **Doppelbedeutung** von «Autonomie» (siehe **Tab. 10-1**): Autonomie als **Fähigkeit** schließt die philosophischen Probleme von Willensfreiheit und Wertesystemen ein; im allgemeinen Sprachgebrauch denkt man zuerst an die Fähigkeit, eigene Entscheidungen zu treffen. Die Fähigkeit zu «autonomen» Entscheidungen ist allerdings umso eingeschränkter, je kränker ein Mensch ist. Dazu kommt, dass man in geschwächtem Zustand und in Notsituationen auch bereit ist, Autonomie abzugeben und Helfern «blind» zu vertrauen («Meine Patienten sind nicht autonom, meine Patienten sind krank»). In der Medizinethik ist daher in allererster Linie das **Recht** auf Selbstbestimmung und damit etwas eigentlich Selbstverständliches gemeint. Diese «Körperautonomie» gilt in unserem Rechtssystem als besonders schützenswert und ist auch in der Medizin unbedingt zu respektieren;

Tabelle 10-1: Die Doppelbedeutung von «Autonomie»

Recht	Fähigkeit
Selbstbestimmungsrecht, «Körperautonomie»	Freiheit des Handelns, Willensfreiheit
unveräußerliches Grundrecht	Wertesystem, Wertehierarchie
Grundlage für weitere Rechte	Fähigkeit zu bewussten Entscheidungen
wirkt auch bei Bewusstlosigkeit weiter	Abwägen von Alternativen
Authentizität	Abschätzen der Folgen

auch ein bewusstloser Patient behält das Recht, in seinem Sinn behandelt zu werden (Wahrung der Authentizität).

Die die Rechte betonende Position vertritt in besonders pointierter Form die in politischem Auftrag von Juristen verfasste «**Charta der Patientenrechte**» (1999), die aus vermeintlich passiven «Patienten» handelnde Subjekte im Sinne mündiger Verbraucher machen möchte. Das dahinter stehende Konzept von Gesundheit als Garantieleistung sowie die Überforderung kranker Menschen dürften Medizinern fragwürdig vorkommen, doch sollte man die Wirkung auf die Öffentlichkeit nicht unterschätzen.

Im Alltag der Medizin gewinnt die Patientenautonomie vor allem durch die unterschiedlichen Arten des **Umgangs mit Krankheit** (*Coping*) Bedeutung. Die Individualität des Krankheitserlebens ist umso wichtiger, je länger die Krankheit dauert und je schwerer sie ist. Die bewusste Berücksichtigung der Patientenperspektive (siehe **Tab. 10-2**) und der jeweiligen Reaktionsweisen (siehe **Tab. 10-3**) ist eine wesentliche Voraussetzung für die erfolgreiche Begleitung kranker Menschen.

Manche dieser Reaktionsweisen behindern den Heilungsprozess, wenn sie ihn nicht sogar blockieren, denn sie erschweren die Arzt-Patient-Kommunikation erheblich und konterkarieren das Ideal individuell abgestimmter Medizin. Um sich dieses wichtige Phänomen bewusst zu machen, wird bisweilen von der «**Ethik des Patienten**» gesprochen. Diese enthält folgende «**Pflichten**», die so bezeichnet werden, weil ohne sie kein tragfähiges Arzt-Patient-Verhältnis aufgebaut und keine mittel- bis langfristige Therapie geplant werden kann:

■ Weitergabe relevanter Informationen

■ Bereitschaft zur Zusammenarbeit

■ Einhalten von Vereinbarungen (*Compliance*)

■ Verzicht auf unbillige Forderungen

■ Beteiligung an den Kosten

■ Risikovermeidung.

Noch gibt es (hierzulande) keine Sanktionen bei Verstößen (und Medizinkritiker dürften sich auch vehement gegen einige Punkte wehren), doch angesichts steigenden Kostendrucks zeichnen sich bereits Veränderungen ab (*Case-Management*-Modelle, Koppelung von Vorsorgeuntersuchungen und Kostenbeteiligung).

Darüber hinaus gibt es Eigenschaften einer Persönlichkeit, die sich im Arzt-Patient-Verhältnis bzw. in der therapeutischen Beziehung insgesamt (also auch z. B. auf die Pflege bezogen) positiv auswirken. Direkt auf den Heilungsprozess bezogen sind folgende instrumentelle «**Tugenden**» des Patienten: Offenheit, Zuverlässigkeit, Geduld, Tapferkeit, Optimismus und Einsicht. Aber auch die nicht-instrumentellen «**Tugenden**» Vertrauen, Wohlwollen, Respekt, Humor, Toleranz, Takt und Dankbarkeit machen einen Patienten «sympathisch», und sympathische Menschen bekom-

Tabelle 10-2: Individuelle Interpretation von Krankheit

Statusverlust	Freiheit
Schaden	Gewinn
Wertminderung	Wertsteigerung
Bedrohung	Herausforderung
Einsamkeit, Isolation	Zuwendung
Strafe	Sühne
«kritisches Lebensereignis» *(life event)*: Bruch in der Lebenslinie	«kritisches Lebensereignis» *(life event)*: Chance zur Umkehr, Besinnung auf Wichtiges

Tabelle 10-3: Reaktionsweisen bei schwerer Krankheit

destruktiv, katastrophistisch, depressiv	konstruktiv, hoffnungsvoll
unkooperativ, aggressiv, abwehrend	kooperativ
passiv	aktiv
rigide	flexibel
begrenzt	offen, kommunikativ
selbstisolierend, distanziert	kreativ
technokratisch	spirituell

men mehr Informationen und mehr Alternativangebote, die Therapie wird genauer auf ihre Angaben abgestimmt, Beschwerden werden ernster genommen und Nebenwirkungen schneller erkannt. Diesen Effekt muss man kennen, um nicht unbewusst **«schwierige» Patienten** zu «bestrafen»; diese zeichnen sich aus durch

- mangelnde kommunikative Begabung, Verschlossenheit
- Leugnen, Dissimulieren, Gleichgültigkeit, Passivität, Indolenz
- Distanz, Abwehr, Aggression
- destruktives *Coping*, Depression
- Misstrauen
- Fixierung auf schlechte Vorerfahrungen.

Geradezu als eine **Bedrohung** der Patientenautonomie werden heute viele moderne Errungenschaften betrachtet, weil die Befürchtung besteht, dass der Mensch die Folgen seiner eigenen **Technik** mit ihren für die Meisten undurchschaubaren Verfahren nicht mehr beherrschen kann. Auch die *Hightech*-Medizin wird deshalb oft sehr kritisch gesehen und sogar vielfach als beängstigend empfunden:

- Ausgeliefertsein, «durch die Mühle gedreht»
- Verlust menschlicher Zuwendung, Kommunikationsdefizit
- Nebenwirkungen, Komplikationen, Spätfolgen
- Schmerzen, Leidensverlängerung
- Kommerzialisierung, Kosten-Nutzen-Analysen
- technische Definition von Behandlungsgrenzen
- Entindividualisierung, «nur eine Nummer».

Dieses verbreitete Zerrbild, das alle medizinischen Disziplinen, vor allem aber die Intensivmedizin betrifft, ist die Hauptursache für die aktuelle Diskussion um Patientenverfügungen (vgl. Kap. 14.4), die die Verwirklichung der Autonomie auch beim bewusstlosen Patienten garantieren sollen und oft von tiefem Misstrauen der Medizin gegenüber getragen sind.

10.3
Modelle der Arzt-Patient-Beziehung

Der Wandel in der Arzt-Patient-Beziehung und die neuen Herausforderungen an das ärztliche Selbstverständnis und an das Arztbild allgemein, die sich gerade auch aus dem Grundprinzip der Patientenautonomie ergeben, lassen sich vereinfachend in drei Modellen zusammenfassen (siehe **Tab. 10-4**). Es handelt sich um ideale Typen, keines ist in reiner Form verwirklicht; welches Modell dem einzelnen Patienten am besten nützt, ist umstritten. Viele ethische Probleme erwachsen in dieser Umbruchzeit sowohl aus konkurrierenden, aber logisch inkompatiblen Anforderungen verschiedener Modelle als auch aus der bruchstückhaften Verwirklichung eines einzelnen Modells.

Das momentan favorisierte interaktive Modell stellt für die Ärzteschaft eine große Herausforderung dar, auf die das Studium praktisch nicht vorbereitet und auf die auch die Rechtsprechung nicht eingestellt ist. Das Modell hat nicht den schwachen, ängstlichen, bedrängten, kranken Menschen im Blick, sondern das gesunde, kraftvolle, souveräne, mobile, gebildete, wohlhabende – und kooperative! – Individuum. Und nicht zuletzt steht diese idealtypische Individualmedizin im Widerspruch zu Tendenzen der Standardisierung (z. B. durch Leitlinien), die der Qualitätssicherung dienen sollen. Das Rad der Entwicklung lässt sich jedoch nicht zurückdrehen, und deshalb

Tabelle 10-4: Arzt-Patient-Verhältnis im Wandel

Das traditionelle Standesmodell

Kennzeichen:	*Handlungsmotivation:*	*Ethische Konzepte:*
ärztliches Ethos	Nutzen für Andere	Deontologie
Selbstbild/Identität als Helfer und Heiler	Fürsorge	Verantwortungsethik
Tradition, Berufspflichten	«Paternalismus»	«Situationsethik»
Rollennormen		
Expertenwissen		
Verantwortung		

Das kommerzielle Modell

Kennzeichen:	*Handlungsmotivation:*	*Ethische Konzepte:*
Gesetze des Marktes	Eigeninteresse	egoistischer Utilitarismus
Angebot und Nachfrage	ökonomischer Erfolg	
Wettbewerb	Patientenzufriedenheit als Werbeargument	
freie Preisgestaltung	Qualität als Werbeargument	
freie Vertragsgestaltung		
Praxis/Krankenhaus als Wirtschaftsbetrieb		

Das interaktive Modell

Kennzeichen:	*Handlungsmotivation:*	*Ethische Konzepte:*
informierte Wahl (*informed choice*)	Patientenautonomie	Prinzipienethik
gemeinsame Entscheidungsfindung (*shared decision making*)	Selbstbestimmungsrecht	Verantwortungsethik
Expertenwissen in Wechselwirkung mit Wünschen, Präferenzen, Erwartungen, Lebenssituation des Patienten	Respekt	«Ethik des Patienten»

wird die **interaktionale Kompetenz** im Arztberuf eine Schlüsselqualifikation sein und bleiben:

- Gespräch als zentrale ärztliche Aufgabe erkennen

- Selbstreflexivität

- nonverbales Signalisieren von Interesse, Respekt und aufnahmebereiter Zuwendung

- Bereitschaft zu Informationsaustausch und aktiver Zusammenarbeit

- nondirektive Gesprächsführung

- Flexibilität, Offenheit

- Einbeziehung «weicher» Daten (emotionale Ebene)

- Empathie.

10.4
Aufklärungspflicht

Die persönliche Aufklärung des Patienten gehört zu den wichtigsten ärztlichen Pflichten, denn erst wenn der Patient danach zugestimmt hat, ist der Eingriff legitimiert. Sie kann nicht an andere Berufsgruppen delegiert und keinesfalls durch Medien (Informationsbögen, Videos) ersetzt werden. «Richtig» aufzuklären ist auch deshalb so wichtig, weil eine «falsche» bzw. unvollständige Aufklärung zum Auffangtatbestand bei Arzthaftungsprozessen geworden ist, da «Kunstfehler» sehr schwer nachzuweisen sind und bei Aufklärungsfragen die Beweislast beim Arzt liegt. Juristen unterscheiden zwischen:

- Eingriffsaufklärung (Aufklärung über diagnostische oder therapeutische Maßnahmen) und

- Ergebnisaufklärung (Aufklärung über das Ergebnis einer diagnostischen Maßnahme, ggf. verbunden mit einer Prognose; «Wahrheit am Krankenbett», vgl. Kap. 10.5).

Die Eingriffsaufklärung besteht aus:

- Grundaufklärung, Basisaufklärung (Diagnose plus Art und Schweregrad des Eingriffs)

- Risikoaufklärung

- Aufklärung über Behandlungsalternativen (einschließlich Folgen eines Behandlungsverzichts)

- Aufklärung zur Sicherstellung des Behandlungserfolges («therapeutische Aufklärung», «Sicherungsaufklärung»).

Die **Grundaufklärung** muss für Laien verständlich und so detailliert sein, wie der Patient es wünscht und verarbeiten kann. Dass er sich alle Einzelheiten merkt, ist nicht erforderlich und wäre auch nicht realistisch: Die Aufklärung ist kein Biologieunterricht und kein Operationskurs o. Ä., vielmehr muss der Patient im Augenblick der Zustimmung wissen, worum es geht. Daher wird gefordert, dass die Aufklärung «im Großen und Ganzen» über

- Art

- Dringlichkeit

- Erfolgsaussichten

- Tragweite

- Alternativen

- Nebenwirkungen und

- Risiken

eines Eingriffs informiert. Bei der **Risikoaufklärung** sind die «typischen» Komplikationen und Gefahren eines Eingriffs zu nennen, das heißt Vorfälle ab einer Häufigkeit von 1:2000. Besonders schwere und beeinträchtigende Risiken, die die Lebensplanung des Patienten verändern können (z. B. Lebensgefahr, dauernde Pflegebedürftigkeit, Berufsunfähigkeit, Impotenz, Unfruchtbarkeit) sind in jedem Fall zu erwähnen, auch wenn sie extrem selten sein sollten. Manche Risiken sind im Allgemeinen vielleicht weniger gravierend, könnten im Einzelfall jedoch verheerende Folgen haben (heisere Stimme bei einer Lehrerin oder einem Sänger, Narben bei einem Model). Es geht dabei immer um die spezifischen Risiken des konkreten Eingriffs, nicht zum Beispiel um ein grundsätzlich immer bestehendes Operationsrisiko (z. B. Wundinfektion, Blutung, Narkosezwischenfall). Als Faustregel gilt, dass die Aufklärung umso ausführlicher sein muss, je weniger dringlich der Eingriff ist. Insofern sind die Anforderungen in der ästhetischen Chirurgie mittlerweile enorm; es wird zum Beispiel eine Fotodokumentation des best- versus schlechtestmöglichen Ergebnisses gefordert, und selbstverständlich ist immer auf die mögliche Lebensgefahr hinzuweisen. Eine Aufklärung, die Risiken verharmlost und Erfolgsaussichten übertreibt, ist grundsätzlich hinfällig. Schließlich sollte der Patient auch einen Eindruck von den speziellen Erfahrungen der Klinik oder Praxis bekommen. Zu beachten ist auch eine ausreichende Bedenkzeit; schwer wiegende Risiken dürfen nicht erst am Vortag des Eingriffs mitgeteilt werden.

Unter Würdigung des Selbstbestimmungsrechts des Patienten gewinnt die vollständige Aufklärung über **Alternativen** (und deren Chancen, Gleichwertigkeit, Risikoprofil etc.) zunehmende Bedeutung, vor allem (aber nicht nur) wenn die Indikation nur eine relative ist und vom individuellen Sicherheitsbedürfnis bzw. den Präferenzen des Patienten abhängt. Da es heute fast immer Alternativen gibt, sowohl grundsätzlich (z. B. operativ vs. konservativ) als auch im Einzelnen (z. B. gewählte Operationstechnik), ist diesem heute vor Gericht am häufigsten bemühten Aspekt besondere Aufmerksamkeit zu widmen.

Ebenfalls mit der Patientenautonomie hat die **Sicherungsaufklärung** zu tun, deren Vernachlässigung als eigenständiger Behandlungsfehler gewertet wird und eigene Schadensersatzansprüche auslöst. Dadurch soll der Heilungserfolg gesichert und der Patient vor unerwünschten Folgen geschützt (z. B. Arzneimittelnebenwirkungen und Wechselwirkungen), vor allem aber zu einer sachgerechten und aktiven Teilnahme am Heilungsprozess befähigt werden. Die Betonung dieser aktiven Rolle hat dazu geführt, dass heute weniger von *Compliance* (im Sinn des «gehorsamen» Patienten) als von *Empowerment* die Rede ist. Dazu gehören auch die rechtzeitige Mitteilung von Befunden zur Sicherstellung einer sachgerechten Nachbehandlung sowie Nachuntersuchungen zum Ausschluss von Komplikationen oder Rückfällen. Das Lesen des Beipackzettels zum Beispiel darf nicht vorausgesetzt werden. Der Patient muss konkret darüber aufgeklärt werden, was passiert bzw. welche Risiken er eingeht, wenn er Termine nicht einhält, eine Diät nicht beachtet und seine Medikamente nicht einnimmt; wenn es Probleme gibt, sind individuelle Kompromisslösungen vorzuschlagen bzw. zu erarbeiten. Der Hinweis, der Patient sei vergesslich, unvernünftig, verdrängend, uneinsichtig usw. wird (gegen jede Lebenserfahrung!) vor Gericht nicht einfach akzeptiert. Zwar liegt die Beweislast bei Geltendmachung einer unterbliebenen oder unvollständigen Sicherungsaufklärung beim Patienten, doch empfiehlt sich unbedingt eine vorbeugende Handlungsroutine (z. B. schriftliche Einbestellung mit individualisierten Dringlichkeitshinweisen) und vor allem eine gute Dokumentation.

10.5
Wahrheit am Krankenbett

Lange Zeit wurde aus Gründen der «Schonung» die Wahrheit über die infauste Prognose todgeweihten Patienten grundsätzlich vorenthalten (der Arzt als «gnädiger Lügner»). Dies hat sich hauptsächlich aus drei Gründen geändert: Erstens verlangt der Respekt vor dem Selbstbestimmungsrecht des Betroffenen, dessen Informationsbedürfnis wahrheitsgemäß zu befriedigen und die Möglichkeit einer selbstbestimmten letzten Lebensphase zu eröffnen. Zweitens ist die Begleitung Sterbender eine ärztliche (und pflegerische) Aufgabe geworden, bei der ein beachtliches Spektrum palliativer Maßnahmen zur Verfügung steht, für die wiederum das Einverständnis des informierten Patienten erforderlich ist. Der dritte Punkt ergibt sich aus den o. g. Vorbehalten gegenüber der Intensivmedizin: Viele – ohnehin meist unklare und zu globale – Patientenverfügungen würden sich erübrigen, wenn die Patienten sich darauf verlassen könnten, dass sie rechtzeitig nach ihren (aktuellen!) Präferenzen gefragt würden und die Chance hätten, für den Fall der Bewusstlosigkeit auch Maßnahmen abzulehnen. Trotzdem sind im Einzelfall Pro- und Kontra-Argumente abzuwägen (siehe **Tab. 10-5**).

Tabelle 10-5: Wahrheit am Krankenbett

GEGEN Offenheit spricht	FÜR Offenheit spricht
Patientenwille: Ablehnen von Informationen	Patientenwille: Fragen, Bitte um Informationen
Depression	aktive Auseinandersetzung mit der Krankheit
klinische Bedingungen (z. B. Verwirrtheit, Bewusstlosigkeit, Somnolenz, Sedierung)	Bewusstseinsklarheit, Ansprechbarkeit
offenkundiges Leugnen	Beruhigung durch Klarheit
Kraft-Schöpfen aus (ggf. unrealistischer) Hoffnung	Möglichkeit, Angelegenheiten zu regeln
	Verwirklichung von Autonomie, Authentizität
Fehlen von Konsequenzen	Klarheit als Vertrauensbasis zu Ärzten, Pflegekräften und Angehörigen
Ablehnung von Hilfsangeboten	Voraussetzung für gezielte Unterstützung
	Offenheit entlastet auch Ärzte, Pflegekräfte und Angehörige!
	Option der situationsbezogenen Patientenverfügung (auch mündlich)
	Vermeidung sinnloser und unerwünschter Leidensverlängerung: Nur der Patient selbst kann die Ärzte aus der Reanimations- und Lebenserhaltungspflicht entlassen!

Es bestehen große Unsicherheiten, wie die fatale Nachricht zu vermitteln ist, da viele Helfer befürchten, den letzten Lebenswillen durch ein falsches Wort zu zerstören. Es bilden sich dabei teilweise systematische **Ausweichstrategien** heraus, die jedoch für alle Beteiligten keine Lösung darstellen und den Patienten letztlich nur verängstigen:

- Flucht, «Auslassen» des Zimmers bei der Visite

- Themenwechsel, Ablenkung, Redeschwall

- Gemeinplätze, Floskeln

- Ausweichen auf Fachsprache

- Vertrösten.

Wichtig ist es zunächst einmal, **Fehler** zu vermeiden:

- keine exakten Zeitangaben
- keine weit reichenden Informationen unter Zeitdruck («zwischen Tür und Angel»)
- keine voreiligen negativen Bemerkungen
- keine vagen Andeutungen von Gefahr
- keine leichtfertige Verwendung angstbesetzter Wörter
- kein Unterschätzen nonverbaler Signale
- kein Abwehren von Gesprächsbedürfnis
- nicht Nicht-Fragen mit Nicht-Wissen-Wollen verwechseln
- keine ersatzweise Kommunikation mit Angehörigen.

Was dagegen zu **beachten** ist, ergibt sich fast aus der Umkehrung:

- Informationsmenge dosieren und den Bedürfnissen und Wünschen anpassen
- emotionale Verarbeitung abwarten (Aufklärung als Prozess)
- «eigene Wahrheit» finden lassen (*counselling*)
- ruhige Gesprächssituation schaffen, evtl. zusammen mit Angehörigen
- Hoffnungsrest lassen
- Informationen über Hilfsangebote
- Fortsetzung der ärztlichen und pflegerischen Zuwendung
- Kooperation betonen.

11 Ethische Probleme am Lebensanfang

- Wie erklären sich die emotionalen Vorbehalte vieler Menschen gegenüber der molekularen Genetik?

- Welche Vorbehalte gibt es in den letzten Jahren gegenüber der Reproduktionsmedizin?

- Welche Argumente lassen sich für und gegen embryonale Stammzellen, Klonen und Präimplantationsdiagnostik anführen?

- Wie lässt sich Lebensschutz für Embryonen ethisch begründen?

- Inwiefern kann man in Deutschland von einem «abgestuften Lebensschutz» sprechen?

- Wie ist die Abtreibung in Deutschland gesetzlich geregelt?

- Welche ethischen Aspekte spielen in der Abtreibungsdiskussion eine Rolle?

- Worin liegt die rechtliche und die ethische Problematik der Pränataldiagnostik?

11.1
Molekulargenetik als umstrittene Leitwissenschaft

Die «Lebenswissenschaften» sind heute molekulargenetisch ausgerichtet und haben bereits die klinische Medizin mit einer ganzen Reihe von positiven Innovationen versorgt: Die Produkte der «roten Gentechnologie» – Humaninsulin, Impfstoffe, Hormone, Interferon, Enzyme – sind aus dem medizinischen Alltag nicht mehr wegzudenken. «Gentherapie» im eigentlichen Sinn ist bisher nicht gelungen, doch in Zukunft verspricht sich die Medizin auf vielen Gebieten einen therapeutischen Durchbruch durch molekulare Forschung (besonders mit Stammzellen), bei der Behandlung des Herzinfarkts ebenso wie bei Arthrose, Diabetes, M. Parkinson oder Alzheimer-Krankheit. Umso erstaunlicher ist es, dass trotz prinzipiell gleicher Grundlagentechnik die «grüne Gentechnologie» («Genmais», «Gensoja» usw.) in der Bevölkerung keine Akzeptanz findet und dass die Akzeptanz der medizinbezogenen molekulargenetischen Forschung auf manchen Gebieten ebenfalls sehr gering ist (z. B. Präimplantationsdiagnostik und Klonen). Offenbar rühren diese Bereiche an tief sitzende menschliche **Ängste**, die an historische Erfahrungen anknüpfen und auch in der Literatur und im Kino thematisiert werden:

- Angst vor unkontrollierbaren Folgen («Zauberlehrling»)

- Angst vor der Schaffung «neuer» Menschen, sei es als «Super-» oder als «Untermenschen» («Monster»)

- Angst vor der Schaffung von «Kindern nach Maß»

- Angst vor «neuer Eugenik»

- Angst vor Aufweichung des Lebensschutzes

- Angst vor «entfesselter Wissenschaft» («*mad scientist*»).

In der Tat berührt die Molekulargenetik mit ihren Fragestellungen, Methoden und Ergebnissen viele zentrale **ethische Problemfelder**:

- «Natur»-Begriff: (Inwieweit) Kann «Natürlichkeit» bzw. «Widernatürlichkeit» ein moralisches Argument sein?

- Willensfreiheit des Menschen: Ist der Mensch (mehr als) ein Produkt seiner Gene?

- Wesen des Menschen: Gibt es angesichts der engen Verwandtschaft mit anderen Primaten überhaupt etwas «spezifisch Menschliches»?

- Präventive Utopie: Gibt es eine zu rechtfertigende Lebensqualität und einen «Wert» des leidenden Lebens, wenn man es von vornherein verhindern könnte?

- Präventive Stigmatisierung: Wie verändert sich der Begriff von Gesundheit und Krankheit, wenn es um (unsichere) genetisch bedingte Erkrankungs-Wahrscheinlichkeiten geht?

- Staatliches bzw. öffentliches vs. privates Interesse an genetischen Informationen: Wie verantwortlich ist der Einzelne für sein Genom und das seiner Nachkommen? Soll genetische Beratung zielgerichtet angeboten werden?

- Datenschutz: Sind genetische Risiken versicherbar? Welche Interessen haben Arbeitgeber am Genom der Mitarbeiter?

- Kommerzialisierung: Soll es Patente auf Gene geben?

Auch die direkte klinische Arbeit in der Humangenetik enthält konkrete ethische Probleme, die in unterschiedlichen Ländern unterschiedlich betrachtet werden:

■ (Wann) Rechtfertigt die Diagnose einer genetisch bedingten Erkrankung bei einer Person die genetische Testung der ganzen Familie, vor allem der Nachkommen? In Deutschland darf ein solcher Test nur bei Volljährigen mit deren «informierter Zustimmung» vorgenommen werden.

■ (Wann) Sind einschneidende präventive Eingriffe aufgrund solcher Ergebnisse legitim? In den USA lassen sich junge Frauen aus «Brustkrebsfamilien» präventiv die Mammae amputieren.

■ Wie gehen Betroffene mit postnataler prädiktiver Diagnostik um? Die Testung auf schwere, monogenetisch bedingte Krankheiten ohne Therapiemöglichkeit (z. B. Chorea Huntington) geschieht zurückhaltend und mit psychologischer Begleitung.

■ (Inwiefern) Ist bei rezessiv vererbten Erkrankungen ein Heterozygotenscreening zum Aufspüren gesunder Anlageträger angebracht? Zypern hat durch gezieltes Screening und konsequente Beratung heiratswilliger Paare die endemische Form der Sichelzellanämie (Thalassämie) fast ausgerottet.

■ Welche Ziele und Fragestellungen verfolgt pränatale Diagnostik? Wie autonom sind Frauen, die sich dafür entscheiden? Gibt es indirekten gesellschaftlichen Druck («das muss doch heute nicht mehr sein») zur Vermeidung von angeborenen Krankheiten und genetisch bedingten Behinderungen?

11.2
Frühstadien menschlichen Lebens

Im Kontext der allgemeinen Diskussion um Möglichkeiten und Grenzen der molekularen Genetik und einer gewissen Distanzierung von früherer Technikbegeisterung ist ein zuvor als besonders segensreich empfundenes Gebiet ebenfalls in die Kritik geraten, nämlich die **Reproduktionsmedizin**. In den vorgebrachten Bedenken vermischen sich «konservative» theologische Positionen zu Lebensschutz und Menschenwürde mit feministischen Argumenten und den in Kapitel 11.1. genannten Befürchtungen:

■ «Entmenschlichung» der Fortpflanzung («unwürdige Umstände»)

■ Entstehung überzähliger Embryonen, die zu weiterer «Nutzung» verführen (Embryonenforschung)

■ Eröffnung der Möglichkeit einer Präimplantationsdiagnostik (PID)

■ Entstehung von Mehrlingsschwangerschaften, die eine «selektive Reduktion» durch gezielte Abtreibung nach sich ziehen

- Kommerzialisierung, zum Beispiel Samenbanken und Leihmutterschaft

- unklare Risiken und Spätfolgen für die gezeugten Kinder

- körperliche Belastungen für die Frauen

- psychischer und sozialer Druck, Ausgeliefertsein («Man muss es machen, weil es geht»).

In vielen Bereichen hat der Gesetzgeber eine Regelung getroffen und solchen Befürchtungen Rechnung getragen (z. B. Verbot der Leihmutterschaft), doch ist Deutschland im internationalen Vergleich restriktiv und könnte unter «Modernisierungsdruck» geraten. Das **Embryonenschutzgesetz** stammt im Kern von 1990 und verbietet:

- Keimbahneingriffe

- Klonen

- die Befruchtung von mehr als drei Gameten pro Zyklus

- den Transfer von mehr als drei befruchteten Eizellen pro Zyklus

- eine Geschlechtswahl nach X-/Y-Chromosom (außer zur Vermeidung einer Muskeldystrophie)

- Chimärenbildung aus der Verschmelzung mehrer Eizellen

- die Veräußerung bzw. die Abgabe sowie den Erwerb eines Embryos

- die Verwendung von Embryonen zu Zwecken, die nicht ihrer Erhaltung dienen.

Eine größere Debatte um Veränderungen im Sinne von Anpassungen an die Forschungsentwicklung entbrannte im Jahr 2000 im Vorfeld einer Regelung um die Arbeit mit **embryonalen Stammzellen**. Die Befürworter betonten die Heilungschancen, während die Gegner auf den Lebensschutz pochten und auf die Erfolg versprechenden Alternativen (fötale Stammzellen aus Nabelschnurblut, adulte Stammzellen aus dem Knochenmark) verwiesen. Um die Argumente zu bündeln, berief der damalige Bundeskanzler Gerhard Schröder 2001 den 25-köpfigen **Nationalen Ethikrat** als Beratungsgremium und Dialogforum (seit 2007 Deutscher Ethikrat, 26 Mitglieder, hälftig von Bundesregierung und Bundestag dem Bundespräsidenten zur Ernennung vorgeschlagen). Da die ursprüngliche Zusammensetzung als zu regierungsnah kritisiert wurde, installierte der Bundestag parallel dazu die **Enquête-Kommission Recht und Ethik der modernen Medizin**, die für die Wahlperiode bis 2002 angesichts des Wertepluralismus in der Gesellschaft und der Internationalisierung bioethischer Probleme der öffentlichen Diskussion Raum geben, die Debatte zusammenfassen und einen Konsens suchen sollte (ab 2003 Enquête-Kommission Ethik und Recht der modernen Medizin).

Das schließlich als Kompromiss verabschiedete Stammzellgesetz von 2002 legte fest:

- Die Embryonen verbrauchende Herstellung von Stammzellen ist in Deutschland verboten.

- Der Import embryonaler Stammzellen nach Deutschland ist unter strengen Auflagen erlaubt, wenn es keine Forschungsalternativen gibt:

  - wenn die Stammzelllinien vor dem 1.1.2002 hergestellt wurden

  - wenn finanzielle Zuwendungen an die Eltern ausgeschlossen sind und deren Einverständnis vorliegt

  - nach behördlicher Kontrolle und Genehmigung

  - flankiert von einer Ethikkommission.

Der angegebene Stichtag, der verhindern sollte, dass wegen der deutschen Forschung Embryonen geopfert werden, soll nach nunmehr sechs Jahren verlegt werden: Statt der damals 28 erhältlichen Stammzelllinien sind heute mehr als 500 auf dem Markt, die qualitativ deutlich besser sind. Die Erfahrung hat ferner gezeigt, dass die therapeutischen Optionen mit embryonalen Stammzellen problematischer sind als gedacht (z. B. Bildung von Teratomen), so dass das Forschungsinteresse daran eher in Richtung Grundlagenforschung geht. Deshalb ist es auch um das umstrittene «therapeutische Klonen», bei dem Embryonen nur zur gezielten Organzüchtung gezeugt würden, still geworden. Obwohl inzwischen zahlreiche Tiere geklont wurden und obwohl es um Schaffung, nicht um Vernichtung von Leben geht, wird das reproduktive Klonen beim Menschen international ohnehin abgelehnt.

Obwohl eigentlich nicht explizit verboten, wird **Präimplantationsdiagnostik** in Deutschland – anders als in den meisten westlichen Ländern – nicht angeboten, obwohl den betroffenen Paaren sehr daran gelegen wäre. Bei diesem Verfahren kann nach In-vitro-Fertilisation der entstehende Embryo gezielt auf Chromosomenaberrationen und schwere Erbkrankheiten untersucht werden. Die Ablehnung wird mit der Schutzwürdigkeit des Embryos sowie mit der Gefahr einer Diskriminierung kranken und behinderten Lebens begründet.

Der Lebensschutz für Embryonen spielt also bei der Diskussion um den Anfang menschlichen Lebens immer wieder eine Rolle; er ist ethisch jedoch nicht einfach zu begründen, zumal die Rechtslage nicht konsistent ist und einen **abgestuften Lebensschutz** erkennen lässt:

- Im Mutterleib gezeugte Embryonen sind vor der Nidation nicht geschützt (die «Pille danach» und die «Spirale» sind erlaubt).

- In vitro gezeugte Embryonen sind durch das Embryonenschutzgesetz privilegiert und dürfen nicht getötet werden.

■ Bis zur 12. Schwangerschaftswoche ist der Fötus nur durch die Beratungspflicht geschützt und darf ansonsten abgetrieben werden.

■ Von der 13. Schwangerschaftswoche bis zur Geburt darf der Fötus nur getötet werden, wenn es keine andere Möglichkeit gibt, um Gefahr für die Mutter abzuwenden (vgl. Kap. 11.3).

■ Der volle Lebensschutz ist erst mit vollendeter Geburt erreicht.

Angesichts dieser von breitem gesellschaftlichem Konsens getragenen Regelung ist der moralische Status des Embryos nicht allgemein verbindlich zu definieren. Für seinen Schutz sprechen die intuitiv privilegierende Spezieszugehörigkeit («Ein Menschenembryo ist etwas Anderes als ein Schafembryo»), die Potenzialität («Er wird einmal ein Mensch werden») und die Individualität (einzigartiger Chromosomensatz) – alle drei Argumente lassen sich jedoch relativieren. Als «konservativster» Standpunkt gilt das Kontinuitätsargument («Der Embryo entwickelt sich nicht zum Menschen, sondern als Mensch»), das bereits die befruchtete Eizelle zu einem schützenswerten Träger der Menschenwürde macht und wegen seiner ablehnenden Konsequenzen auch für die Abtreibung heute nur noch von einigen katholischen und vereinzelten evangelischen Moraltheologen vertreten wird. Der beharrlich verteidigte Lebensschutz für Embryonen *in vitro* hat daher auch weniger ethische als emotionale Gründe (vgl. Kap. 11.1), die allerdings genauso zu respektieren sind. Eine «biologische» Begründung des Status des Embryos bzw. der Föten gibt es nicht, vielmehr ist dieser soziokulturell definiert, wobei der für die Festlegung zuständige Gesetzgeber politischen und sozialethischen Gesichtspunkten Rechnung tragen muss. Dies gilt insbesondere auch für die Regelung der Abtreibung (vgl. Kap. 11.3).

11.3
Abtreibung

Die **medizinische Perspektive** auf die Abtreibungsfrage hat traditionell die Interessen der Mutter sowie sozialmedizinische Aspekte im Auge:

■ Frage des günstigsten Zeitpunkts, ggf. terminliche Grenzen

■ hinreichend wirksame, sichere und schonende Methoden

■ Risiken

■ somatische und psychische Folgen

■ Public Health, «Frauengesundheit».

Die **ethischen Fragen**, die bei der Abtreibung immer auch politische sind, dagegen zielen auf eine Abwägung von Rechtspositionen und auf die sozialen Folgen:

■ Rechtfertigungsgründe

■ Rechte der Mutter: Selbstbestimmungsrecht, körperliche Unversehrtheit, Chancengleichheit

■ Lebensrecht des Embryos bzw. des Föten

■ Folgen von Liberalität: Abtreibung als Mittel der Familienplanung oder der Eugenik

■ Folgen von Restriktion: Kindstötungen (Infantizid) und Kindsaussetzung, Gesundheitsgefährdung von Frauen durch illegale Abtreibungen und hohe Entbindungszahlen

■ soziale Gerechtigkeit: Kostenübernahme, Verfügbarkeit von Informationen und Verhütungsmitteln, Hilfsangebote.

Abtreibung ist in Deutschland nach wie vor ein Straftatbestand (§ 218 StGB), der jedoch «nicht erfüllt» und damit straflos ist, wenn (**§ 218a StGB**):

■ die Frau die Abtreibung wünscht

■ die Abtreibung von einem Arzt durchgeführt wird

■ eine Beratung mit anschließender Bedenkzeit vorausgegangen ist

■ die Schwangerschaft höchstens 12 Wochen alt ist.

Diese Regelung kann als «Fristenlösung mit Beratungspflicht» zusammengefasst werden; die weitaus meisten Abtreibung in Deutschland geschehen auf dieser Basis (ca. 125 000 p. a.). Die Abtreibung bleibt auch straffrei, wenn die Schwangerschaft nach einer Vergewaltigung entstanden ist (kriminologische Indikation; sehr selten: ca. 40 p. a.) und wenn die Mutter durch ein Fortbestehen bzw. Austragen der Schwangerschaft gefährdet würde. Diese **medizinische Indikation** ist definiert als «Gefahr einer schwerwiegenden körperlichen oder seelischen Beeinträchtigung der Schwangeren, wenn die Gefahr nicht auf eine andere für sie zumutbare Weise abgewendet werden kann.»

Eine «embryopathische Indikation», die eine Abtreibung wegen einer Erkrankung oder Behinderung des Kindes rechtfertigen würde, gibt es also nicht. Dennoch gehören Abtreibungen nach **pränataler Diagnostik** heute zum medizinischen Alltag (ca. 6500 p. a.), was eine Reihe von Fragen aufwirft. Es erheben sich zum Beispiel folgende (medizin)ethische Probleme:

■ Die ursprüngliche Aufgabe der Pränatalmedizin, Entwicklungsstörungen zu erkennen und ggf. eine frühzeitige optimale Betreuung bzw. Behandlung der Schwangeren und des Kindes einzuleiten, tritt in den Hintergrund.

■ Das Abortrisiko nach einem diagnostischen Eingriff liegt um eine Zehnerpotenz höher als die Wahrscheinlichkeit, etwas «Pathologisches» zu entdecken; dabei handelt es sich oft um späte Schwangerschaften in Erwartung eines lang ersehnten Wunschkindes.

- Schwangere fühlen sich zum «Sicherheitscheck» verpflichtet.

- Frauenärzte empfehlen Pränataldiagnostik, um sich gegen Haftungsansprüche abzusichern; ein gesundes Kind wird als «Garantieleistung» im Zuge der Schwangerenbetreuung erwartet.

- Eine Abtreibung wird zunehmend als «zwingende» Konsequenz einer entdeckten Auffälligkeit betrachtet.

- Die Akzeptanz von Behinderungen und erblichen Krankheiten in der Gesellschaft sinkt, obwohl die meisten geistigen Behinderungen pränatal nicht diagnostizierbar sind und manche Behinderungen erst unter der Geburt entstehen.

Als Rechtfertigung für eine Abtreibung nach Pränataldiagnostik dient heute die medizinische Indikation, das heißt, es soll damit eine Gefahr für eine (i. d. R.) psychische Beeinträchtigung der Schwangeren abgewendet werden. Da es bei der medizinischen Indikation keine Fristen gibt, kommt es immer wieder zu Spätabtreibungen schon lebensfähiger Kinder, die eine vorherige Tötung des Fötus im Mutterleib nötig machen. Die Ärzteschaft ist mit dieser Situation in wachsendem Maß unzufrieden; die Deutsche Gesellschaft für Frauenheilkunde und Geburtsmedizin rät ihren Mitgliedern inzwischen sogar dazu, Schwangerenbetreuung nur noch auf der Basis eines privatrechtlichen Vertrags mit Haftungsausschluss anzubieten. Die Schwangerenbetreuung hat sich nämlich nicht nur zu einem medizinethischen Dilemma, sondern auch zu einem **berufsrechtlichen Risiko** entwickelt:

- Problem des im Klagefall gerichtsfesten Nachweises einer Gefährdung der Schwangeren: In der Regel handelt es sich um keine «echte» medizinische Indikation im Sinn des Gesetzgebers, der psychiatrische Erkrankungen im Auge hatte und keine «Belastung» im landläufigen Sinn. Die nachweisliche psychiatrische Indikation ist vergleichsweise selten (ca. 350 Fälle p. a.).

- Widerspruch zur ärztlichen Berufsordnung, wonach kein Arzt gegen sein Gewissen zu einer Abtreibung gezwungen werden darf; bei medizinischer Indikation darf der Arzt jedoch nicht ablehnen, da es sich «eigentlich» ja um einen Notfall handelt.

- Widerspruch zum ärztlichen Selbstverständnis: Ziel der Schwangerenbetreuung ist die Geburt eines lebenden Kindes; diese wird jedoch etwa ab der 24. SSW zur unerwünschten Nebenwirkung einer Abtreibung.

- Ausweitung der Arzthaftung im Zivilrecht, die zu einer Straftat zwingt: Kommt nach Pränataldiagnostik ein krankes oder behindertes Kind zur Welt, haftet der betreuende Arzt, seit der Bundesgerichtshof vom «Kind als Schaden» gesprochen hat; das Drängen zu einer Abtreibung ist jedoch strafbar.

Den Gesetzgeber beunruhigen dagegen die jährlich etwa 200 Spätabtreibungen lebensfähiger Kinder. Eine fraktionsübergreifende Initiative will sich der Sache annehmen, doch stehen die Chance für eine Lösung schlecht: Wenn die heutige Rechtfertigung die «medizinische Indikation» und damit ein «Notfall» ist, verbietet sich das Festlegen von Fristen ebenso wie eine Beratungspflicht. Für eine (Wieder)Einführung der embryopathischen Indikation gibt es jedoch keine politische Mehrheit.

12 Die gerechte Verteilung knapper Ressourcen

- Wie erklären sich die finanziellen Engpässe im Gesundheitswesen?

- Wie sind die Begriffe Mikro- und Makroallokation zu differenzieren und zu definieren?

- Welche Kriterien der Mittelzuweisung für einzelne Patienten gibt es, und was sind die Maßstäbe ihrer ethischen Bewertung?

- Wie ist «Lebensqualität» zu definieren, und welche Rolle spielt sie bei Allokationsentscheidungen?

- Welche Formen von Kosten-Nutzen-Analysen gibt es?

- Wie unterscheiden sich deontologische und utilitaristische Bewertungen von Allokationsentscheidungen?

- Welche Folgen hat Rationierung im Gesundheitswesen?

- Wie ist die Vermittlung von Organen zwischen Spender und Empfänger organisiert?

- Wie ist die Organspende in Deutschland geregelt?

- Weshalb spielte der «Hirntod» bei der Diskussion um ein Transplantationsgesetz eine Rolle?

- Wie versucht man neuerdings, der Organknappheit entgegenzuwirken?

12.1
Finanzknappheit im Gesundheitswesen

Auf den ersten Blick sieht die finanzielle Ausstattung des Gesundheitswesens üppig aus: Vom Bruttoinlandsprodukt der Bundesrepublik 2004 in Höhe von 2200 Mrd. € wurden 224 Mrd. € in diesem Bereich ausgegeben. Zum Vergleich: Der gesamte Bundeshaushalt verfügte 2004 nur über 188,8 Mrd. €, worunter (gerundet) folgende größere Posten erscheinen:

- 80 Mrd. € Zuschuss für die Rentenversicherung

- 40 Mrd € Kreditzinsen

- 19,3 Mrd. € Pensionen

- 17,8 Mrd. € weitere Sozialleistungen

- 13,3 Mrd. € frei verfügbar.

Trotzdem scheint das Gesundheitssystem dauerhaft reformbedürftig zu sein und an Geldmangel zu leiden; jedenfalls ist das «gefühlte» Defizit ebenso groß wie die Unzufriedenheit bei Patienten und Ärzten, und das, obwohl die Geschichte lehrt, dass das Geld niemals gereicht hat und niemals «alle alles» bekamen. Die gegenwärtige Situation ist durch zwei gegenläufige Entwicklungen gekennzeichnet: Erstens sinken die Einnahmen der Gesetzlichen Krankenversicherung (GKV), weil die Zahl der Beitragszahler zurückgeht (Demografie, Arbeitslosigkeit, Rückgang der klassischen Erwerbsarbeit). Außerdem konkurriert die ebenfalls bedürftige Rentenversicherung um die nicht endlos steigerbaren Pflichtbeiträge. Zweitens steigen die Ausgaben, und zwar nicht nur weil die Zahl der Älteren und die Erwartungshaltung der Bevölkerung steigen, sondern weil es durch die gute Versorgung mehr chronisch Kranke gibt und weil der Medizin mehr und mehr eigentlich gesamtgesellschaftliche Aufgaben zugewiesen werden («Medikalisierung»), wie es die WHO-Definition von Gesundheit als «völliges physisches, psychisches und soziales Wohlbefinden» nahe legt; der wichtigste Kostenfaktor ist jedoch der medizinische Fortschritt. Die Mittel sind also begrenzt, und im Folgenden wird es um ihre möglichst gerechte Verteilung gehen.

Die Zuweisung von Ressourcen, die nicht beliebig verfügbar sind, an eine bestimmte Stelle bezeichnet man mit dem Wort **Allokation**. Dabei sind vier Ebenen zu unterscheiden, die jeweils einen anderen Personenkreis betreffen und in denen nicht die gleichen Argumente zählen bzw. gleiche Argumente verschiedenes Gewicht haben:

- **Makroallokationsebene I:** *Gesundheitswesen als Ganzes*

  - Konkurrenz zu sonstigen Sozialausgaben und anderen staatlichen Aufgaben

  - ggf. Transfers bzgl. anderer Sozialbudgets (Renten- und Arbeitslosenversicherung)

  - ggf. «versicherungsfremde» Leistungen.

- **Makroallokationsebene II:** *Verteilung von Geldmitteln innerhalb des Gesundheitswesens*

  - Verteilung zwischen ambulanter Versorgung und Krankenhäusern

  - Verteilung zwischen Prävention, Therapie und Rehabilitation

  - *Disease-Management*-Programme.

Im Bereich der Makroallokation geht es also um gesellschaftliche und politische Grundsatzfragen wie zum Beispiel, ob es zum Recht auf medizinische Versorgung ein Recht auf Gesundheit gibt, ob Gesundheit oder «Gesundheitsleistungen» Waren sind, ob Gesundheit als ein öffentliches oder ein privates Gut betrachtet wird, wie viel Verantwortlichkeit der Gesellschaft und wie viel dem Einzelnen aufgebürdet werden soll, wie sich soziale Gerechtigkeit verwirklichen lässt usw. Auf dieser Ebene muss auch politisch entschieden werden, ob und in welchem Maß auf Mittelknappheit mit einer Erhöhung der Mittel im Gesundheitswesen reagiert werden soll.

- **Mikroallokationsebene I:** *Einzelbudgets für Krankenhäuser, Praxen und Fallgruppen*

  - ökonomische Überlegungen.

Einsparungen in diesem Bereich («Deckelung») treffen den einzelnen Patienten indirekt, zum Beispiel durch Wartelisten, frühe Entlassung oder verschlechterte Betreuung infolge von personellen Einsparungen. Auf dieser Ebene kann einer Mittelknappheit in gewissen Grenzen mit Effizienzsteigerung (Rationierung) begegnet werden. Direkt personenbezogen und daher in diesem Kontext relevant sind dagegen die Entscheidungen auf der

- **Mikroallokationsebene II:** *Zuteilung von Mitteln für einen konkreten Patienten*

  - medizinethische Überlegungen.

Bei den personenbezogenen **Rationierungskriterien** lassen sich folgende Gruppen von Argumenten unterscheiden:

- gesellschaftliche Kriterien

- persönliche Kriterien

- sozial(medizinisch)e Kriterien

- medizinische Kriterien

- Los

- Verzicht auf Kriterien, Willkür.

Bei den **gesellschaftlichen Kriterien** geht es um Gruppeneigenschaften, und es wird das Interesse der Allgemeinheit mitberührt, deshalb sind sie in Zeiten der Individualmedizin besonders umstritten. Auf Extremsituationen beschränkt ist das Argument der überlebensnotwendigen Verantwortung für andere (*vital responsibilities*): Es besagt, dass in Kriegs- und Katastrophenfällen diejenigen zuerst gerettet werden sollten, von denen andere Menschenleben abhängen, also zum Beispiel das medizinische Personal, aber auch die politische und militärische Führung. Mit «privilegierter Gruppe» (*favored group*) sind in vielen Staaten Armeeangehörige, Veteranen und deren Angehörige gemeint, die eine kostenlose medizinische Versorgung erhalten, aber akzeptiert dürften Kinder sein, die zum Beispiel bei der Organvergabe im Zweifelsfall vorgezogen werden. Ansonsten erscheint wohl die Beurteilung des «sozialen Werts» (*social value*) oder gar des monetären «Marktwerts» einer Person(engruppe) (künftiger Nutzen oder Belohnung für Leistung) als ungerecht und mit einer vertrauensvollen Arzt-Patient-Beziehung unvereinbar, denn große Bevölkerungsteile dürften zu den Verlierern gehören. Das Gleiche gilt bei einer Bevorzugung derjenigen, die weniger benötigen, um mit begrenzten Mitteln möglichst Vielen zu helfen (*resources required*). Skeptisch wird auch die Bevorzugung «interessanter Fälle» gesehen (*progress of science*), was heute spürbare Konsequenzen für die Finanzierung von Hochschulkliniken hat. Außerdem berührt sie die Forschung, denn die Teilnahmebereitschaft an klinischen Studien kann in Ländern ohne flächendeckende Krankenversicherung dadurch gesteigert werden, dass die Versuchspersonen als Gegenleistung in den Genuss einer sonst für sie unerreichbaren Behandlung kommen.

Bei den **persönlichen Kriterien** steht die Bereitschaft, sich behandeln zu lassen und sich an der Therapie aktiv zu beteiligen, international an erster Stelle (*willingness, Compliance*), oft zusammen mit dem Aspekt eines verantwortlichen Lebensstils (*responsibility*). Obwohl dadurch Ressourcen effektiv eingesetzt werden, hat sich beides hier (noch) nicht durchgesetzt. Auf besonders starke Ablehnung («Zweiklassenmedizin») stößt als drittes Kriterium die Zahlungsfähigkeit (*ability to pay*), wobei die Zahlungsbereitschaft (*willingness to pay*) noch gar nicht ausgelotet ist.

Mit diesen Überlegungen verwandt sind die **sozialmedizinischen Kriterien**. Das Lebensalter eines Patienten wäre dabei an erster Stelle zu nennen. Implizit und unreflektiert wird dieses Kriterium («natürliche Lebensspanne») trotz öffentlicher Kritik bereits angewandt, obwohl ein solches Vorgehen als Altersdiskriminierung – *ageism* – wahrscheinlich sogar grundgesetzwidrig ist. Dass die demografische Entwicklung Altersgrenzen erforderlich macht («mehr Alte – mehr Kranke – mehr Kosten»), um die Lasten zwischen Jung und Alt gerecht zu verteilen, ist im Übrigen ein Irrtum, denn unabhängig vom erreichten Alter sind die letzten zwei Jahre bzw. sieben Tage eines Menschenlebens die teuersten.

In diesen Kriterienbereich fällt auch das Umfeld des Patienten, dessen Funktionieren die Prognose gerade schwerer Eingriffe signifikant verbessert (*supportive environment*). Dies führt allerdings zu einer Benachteiligung derjenigen, die aufgrund von sozialen Problemen mehr Zuwendung bräuchten. Mehr Einfluss, als Ärzten und Pflegekräften bewusst ist, hat die psychische Struktur («Tugenden») des Patienten: Optimismus fördert die Genesung, Freundlichkeit und Humor machen sympathisch, was größere Zuwendung zur Folge hat. Wer ein gutes Kommunikationsvermögen besitzt, dessen Wünsche werden stärker berücksichtigt und für den gibt es individuellere Vorschläge.

Am «gerechtesten» scheinen die **medizinischen Kriterien**, die durch die Berücksichtigung von Prognose und Begleiterkrankungen Wahrscheinlichkeit, Dauer und Qualität des Nutzens abzuschätzen versuchen (*benefit*). Insgesamt würde eine allein nach der Prognose fragende Verteilung von Organen die meisten Leben retten. Anderseits sind Notfälle, vor allem bei unmittelbar drohendem Tod, absolute Indikationen:

Während bei Allokationsproblemen oft gleichrangige Pflichten miteinander kollidieren, hat die Lebensrettung immer Vorrang, obwohl eine solche Bevorzugung der Kränksten zu schlechteren Ergebnissen führen kann. Bei Organtransplantationen werden grundsätzlich Blutgruppe, klinische Dringlichkeit und Wartezeit berücksichtigt, bei Nieren (und Pankreas) kommt die Gewebetypisierung (*match*) dazu, bei Herz/ Lunge und Leber auch Größe und Gewicht des Spenders. Wegen der Transportproblematik spielt ferner die räumliche Nähe eine gewisse Rolle, und wegen der unterschiedlichen Spendefreudigkeit gibt es auch eine Quotierung nach Herkunftsland.

Welche Einzelkriterien akzeptiert werden, hängt von den gesetzten **Prioritäten** ab. Die Effektivitäts- bzw. Produktivitätsorientierung (Nutzenmaximierung) verlangt einen ergebnisorientierten, möglichst wirksamen Mitteleinsatz, was durch die Anwendung medizinischer (Prognose), aber auch gesellschaftlicher Kriterien (Ausschluss «unwürdiger» Kandidaten) erzielt werden kann. Das Gerechtigkeitsprinzip (*impartiality*) fordert dagegen Schadensvermeidung durch Mindeststandards und Priorisierung der Lebensrettung sowie Chancengleichheit für alle geeigneten Kandidaten; dabei käme in Knappheitslagen auch ein Losverfahren infrage.

Im Zusammenhang mit Verteilungskriterien fällt häufig der unscharfe Begriff der **Lebensqualität**. Im allgemeinen Sprachgebrauch versteht man darunter alles, was wir am Leben schätzen («was das Leben lebenswert macht»); dies ist hier jedoch nicht gemeint. Zu klären wäre, was unter «Leben» verstanden wird (Ablauf vitaler metabolischer Prozesse oder nur menschlich personales Leben) und was unter «Qualität» (Eigenschaft *jedes* Lebens oder nur bei Erfüllung von Wünschen, Erwartungen, Ansprüchen, Möglichkeiten). Letztlich kann man die Problematik auf die Frage zuspitzen, ob das menschliche Leben ein Wert *ist* oder Wert *hat* bzw. haben kann. Dabei gibt es folgende Optionen:

- Leben als **absoluter**, unter allen Umständen zu erhaltender Wert

- Leben als **ontologischer** Wert: Jedes Leben ist gleich wertvoll.

- Leben als **instrumenteller** Wert: Leben als Träger von mehr oder weniger Wert(en)

- Leben als **konditionaler** Wert: Leben dient der Verwirklichung von Werten, Eigenschaften, Taten.

- Leben als **relationaler** Wert: Verhältnis von Zustand und Möglichkeiten.

Verschiedene **Definitionen** von Lebensqualität knüpfen hier an: Zwischen der Minimalforderung eines Potenzials für zwischenmenschliche Beziehungen und der Maximalforderung nach Erfüllung bestimmter Standards (z. B. Bewusstsein, Gefühle, Rationalität usw.) liegen Kompromisslösungen, die auch in Skalen zur Messung der Lebensqualität und in komplexe Indizes wie die *Quality Adjusted Life Years* eingehen. Eine davon knüpft an die allgemeinsprachliche Bedeutung des Wortes an und fasst alle positiven Eigenschaften des Lebens situationsspezifisch zusammen, zum Beispiel Selbstständigkeit bei Pflegebedürftigkeit, Kommunikationsfähigkeit trotz Querschnittslähmung usw. Ein zweiter Kompromiss lässt das Verhältnis zwischen medizinischem Zustand und Fähigkeiten nach den eigenen Vorstellungen und Maßstäben der Betroffenen bewerten, um nicht unbedacht die Einschätzungen Gesunder zu übernehmen (Prinzip der Partizipation).

Zu einem wirtschaftlichen Mitteleinsatz gehören verschiedene Typen von **Kosten-Nutzen-Analysen**:

- Kostenminimierungs-Analyse: kostengünstigeres von zwei gleich wirksamen Verfahren

- Kosten-Wirksamkeits-Analyse (*cost-effectiveness analysis*): Verhältnis des Mitteleinsatzes zum erzielten Nutzen anhand medizinischer Parameter

- Kosten-Nutzwert-Analyse (*cost-utility analysis*): Verhältnis von Therapieergebnis bzw. Lebensdauer zur Lebensqualität, zum Beispiel Kosten je gewonnenem qualitätsbereinigtem Lebensjahr

- Kosten-Nutzen-Analyse im engeren Sinn (*cost-benefit analysis*): Monetär ausgedrückter Nutzen minus Kosten ergibt «Nettonutzen» einer Maßnahme. Bei Fragen der Lebensqualität ist die monetäre Bewertung schwierig, hinsichtlich Krankheitstagen o. Ä. jedoch durchaus möglich.

Das Wort «Rationierung» hat einen negativen Beigeschmack, denn es macht deutlich, dass bei der Verteilung von Ressourcen manche leer ausgehen oder nicht alles bekommen, was sie brauchen; daher wird es hierzulande politisch vermieden (vgl. **Tab. 12-1**). Andere Länder führen jedoch eine öffentliche Diskussion und gelangen auch zu

Tabelle 12-1: Negative Folgen von Rationierung

Folgen offener Rationierung	Folgen verdeckter Rationierung
Vertrauensverlust	Vertrauensverlust
«Imageverlust», Änderung des Arztbildes	Unehrlichkeit
Kommerzialisierung des Arzt-Patient-Verhältnisses	Verschlechterung des Arzt-Patient-Verhältnisses durch Misstrauen
	unklare Kriterien, Willkür
tragic choices	Ausschluss der Betroffenen von der Festlegung der Kriterien
Wertentscheidung nach numerischer Mehrheit	Fehlen demokratischer Legitimierung
Einschränkung der Individualmedizin	Widerspruch zu Qualitätssicherung
politische Proteste, Emotionalisierung	

einem breiten, demokratisch legitimierten gesellschaftlichen Konsens. Diese Differenz hat damit zu tun, dass die deontologische und die utilitaristische Ethik mit dem Problem der Allokation unterschiedlich umgehen:

Das traditionelle ärztliche Selbstverständnis, von dem auch die meisten Patienten heute noch ausgehen, basiert auf christlich-humanitären Werten und orientiert sich am Individuum, daher «bekommt jeder alles, was er braucht». Diese Haltung verhindert jedoch weder Kostenanstieg noch Ineffizienz, sie leugnet die gesamtgesellschaftliche Dimension des Gesundheitsbegriffs (mit schlechteren Gesamtergebnissen), und sie führt zu impliziter und willkürlicher Rationierung, etwa durch Wartelisten. Genau dieses Prinzip «Wer zuerst kommt, mahlt zuerst» (*first come, first served*) gilt international als besonders ungerecht, weil es intransparent und in sich nicht konsistent ist, abgesehen davon, dass den Betroffenen keine Mitbestimmungs- und Widerspruchsmöglichkeit eröffnet wird. Nicht zuletzt trägt dies auch zur Frustration im Arztberuf bei, weil sich die Akteure in der Verantwortung für (unvermeidliche!) Allokationsentscheidungen allein gelassen sehen.

Der utilitaristische Ansatz dagegen strebt nach Effizienzmaximierung der medizinischen Versorgung und betont die öffentlichen Interessen an «Gesundheit». Beides zwingt zu Standardisierung und zur Offenlegung der Rationierungskriterien – ein klarer Widerspruch zum traditionellen Arzt-Patient-Verhältnis. Bei der Einschätzung von Wirtschaftlichkeit und Wirksamkeit ist der wissenschaftliche Nachweis (**Evidenz,** *evidence-based medicine*) zwar manchmal schwer zu führen, zum Beispiel bei multimorbiden Patienten; die «wissensbasierten» Leitlinien und Disease-Management-Programme dienen aber nicht nur der Steuerung des Mittelflusses, sondern erfüllen auch den Zweck der Qualitätssicherung. Dabei können allerdings die Belange Einzelner oder kleiner Gruppen zu kurz kommen, so dass deren Grundrechte eigens geschützt werden müssen.

12.2
Organtransplantation

Die Vermittlung von passenden Organen nach medizinischen Verteilungskriterien (s. o.) zwischen Spender und Empfänger obliegt für Deutschland der Stiftung **Eurotransplant** (Leiden/NL), die auch Österreich, die Benelux-Staaten und Slowenien betreut. Ende 2006 waren dort 11 069 potenzielle Empfänger einer Niere registriert (davon 8242 aus Deutschland), 2249 Personen warteten auf eine Leber, 904 auf ein Herz, 758 auf eine Lunge und 48 auf ein Pankreas. Zur Transplantation vermittelt wurden 2006 insgesamt 3239 Nieren (2076 in Deutschland), 1277 Lebern, 539 Herzen, 338 Lungen und 47 Bauchspeicheldrüsen (jeweils ohne Kombinationen). Weitere europäische Verbünde sind Scandtransplant, Balttransplant und UKTransplant. Seit 1999 gibt es bei Eurotransplant ein spezielles Seniorenprogramm für dialysepflichtige, über 65-jährige Patienten (*old-for-old*), bei dem unter strenger Indikationsstellung Nieren ausschließlich in der Region der Spender verteilt werden.

Im Juni 1997 hat der Deutsche Bundestag nach Jahren der Rechtsunsicherheit ein **Transplantationsgesetz** mit einer **erweiterten Zustimmungslösung** verabschiedet. Eine Organentnahme ist dann zulässig, wenn der Verstorbene zu Lebzeiten dieser ausdrücklich zugestimmt hat (z. B. durch Mitführen eines Spenderausweises) oder wenn die Angehörigen nach dem Tod des potenziellen Spenders in dessen Sinn ihre Erlaubnis erteilen (so auch in Dänemark, Großbritannien und den Niederlanden). Bei einer **engen Zustimmungslösung** (wie in Japan) wäre die persönliche Einwilligung unersetzbar gewesen. In einigen Ländern (z. B. in Belgien, Frankreich, Österreich, Nordeuropa sowie allen Mittelmeerländern) wird entsprechend einer Empfehlung des Europarates von 1978 zugunsten einer Verbesserung der Zahl verfügbarer Organe eine **Widerspruchslösung** praktiziert, die eine Entnahme grundsätzlich erlaubt, wenn nicht ein expliziter Widerspruch des Spenders vorliegt.

Das größte Hindernis vor einer Einigung war der Weg zur Anerkennung des **Hirntods** als Tod des Menschen, was eine unabdingbare Voraussetzung für die Entnahme von Organen ist, wenn eine Lebendspende nicht infrage kommt. Technische Voraussetzung für das Hirntodkonzept sind die Möglichkeiten der modernen Intensivmedizin, insbesondere die maschinelle Beatmung. Unter «Hirntod» wird der irreversible Verlust *aller* Funktionen des *ganzen* Hirns verstanden; dies geschieht, wenn eine Hirnschädigung ein Ödem erzeugt, durch das der Hirndruck nach und nach über den systolischen Druck hinaus steigt, was die Unterbrechung der Blutzufuhr und dadurch den Untergang des Gehirns zur Folge hat. Zur Diagnose gefordert sind die drei über 24 Stunden bestehenden Symptome Koma mit weiten, lichtstarren Pupillen, Apnoe und Fehlen der Hirnstammreflexe (Schlucken, Husten). Der Hirntod ist damit gut von verwandten neurologischen Zustandsbildern unterscheidbar, also vom Dauerkoma (schlafähnlich, aber nicht erweckbar: *permanent unconsciousness*) und vor allem vom **apallischen Syndrom**. Dieses «Wachkoma» (*persistent vegetative state, PVS*) ist klar abgegrenzt durch den Untergang des Neokortex mit erhaltener Hirnstammtätigkeit. Was gegen den Hirntod spricht, ist der Augenschein, der nicht das gewohnte Bild eines Toten zeigt, denn das Herz schlägt und die Haut ist warm. Viele meinten daher, Hirntote seien nicht «ganz tot», und es werde für sie nicht mehr «alles getan», nur um an die Organe zu kommen.

Vorbehalte gegen Transplantationen gibt es aus religiösen Gründen: Während sich die Christenheit von der Vorstellung einer «Auferstehung des Fleisches» beim Jüngsten Gericht verabschiedet hat, sind die meisten Muslime weiterhin davon überzeugt, dass der Körper komplett sein muss, um ins Paradies eingehen zu können. Ein amputiertes Bein muss ebenso bestattet werden, wie eine entnommene Niere nach dem Tod des Empfängers dem Spender zurückzugeben ist. In Japan steht die Bedeutung des Gedärms als Lebenssitz einer allgemeinen Akzeptanz des Hirntods entgegen.

Wenn hierzulande die Bereitschaft zur Organspende relativ gering ist, hat dies viel mit emotionalen Vorbehalten zu tun; Aufklärungsarbeit könnte hier eine Erhöhung der Spendefreudigkeit erzielen. Ein anderer Weg ist die **Lebendspende**, die allerdings wegen der Risiken für die Spender und wegen des sozialen Drucks, dem diese ggf. ausgesetzt sind, nicht unumstritten ist. Außerdem befürchtet man die Gefahr des Organ-

handels und der Ausbeutung Armer. Daher ist die Lebendspende nicht regenerier-
barer Gewebe oder Organe in Deutschland nur unter Verwandten oder einander nahe
stehenden Personen gestattet.

Neue Wege aus dem Organmangel tun sich eventuell durch embryonale Stammzellen oder durch das «therapeutische Klonen» auf (vgl. Kap. 11.2). Eine weitere Option
stellt die **Xenotransplantation** von genveränderten Schweinen dar. Allerdings steigen
die Bedenken gegen derart eingreifende Genmanipulationen, die die Speziesidentität
in Frage stellen könnten, abgesehen von den Risiken einer Krankheitsübertragung.

13 Forschung

- Welche Argumente können für und gegen Tierversuche vorgebracht werden?
- Was sind die wesentlichen Forderungen des Tierschutzgesetzes?
- Welche aus heutiger Sicht ethisch unvertretbaren Menschenversuche wurden nach dem Zweiten Weltkrieg bekannt?
- Wie unterscheiden sich die Deklarationen von Helsinki I und II?
- Welche Kritikpunkte gab und gibt es an der Deklaration von Helsinki II und ihrer Weiterentwicklung?
- Inwiefern kollidieren Arztrolle und Forscherrolle?
- Welche Anforderungen werden an die Patientenaufklärung gestellt?
- Welche Aufgaben hat eine Ethikkommission?
- Was sind «vulnerable Gruppen» und wie werden sie besonders geschützt?
- Wie kommen Fehler in der medizinischen Forschung zustande?
- Wie kann wissenschaftliches Fehlverhalten aufgedeckt und verhindert werden?

13.1 Tierversuche

Die **Geschichte** des Tierversuchs reicht in der Form der Vivisektion bis in die Antike zurück: Alkmaion (um 500 v. Chr.), Herophilos (um 300 v. Chr.) und Erasistratos (um 250 v. Chr.) sollen beispielsweise durch Durchtrennung von Nerven Aufschluss über deren Funktion gewonnen haben. Galen von Pergamon (129 bis nach 200) werden Ureterligaturen sowie Wirbelsäulendurchtrennungen auf unterschiedlicher Höhe zugeschrieben. Diese Art von Experimenten wurde in der Renaissance wiederbelebt: Der Anatom Andreas Vesalius (1514–1564) benutzte den anatomischen Vergleich von Mensch und Tier als wissenschaftliche Methode und stellte vivisektionistische physiologische Experimente an. William Harvey (1578–1657) beobachtete die Herzbewegung und unterband Aorta und Vena cava an Dutzenden von Tierarten. Bis Ende des 17. Jahrhunderts etablierte sich der Tierversuch mit Experimenten zu Atmung, Pankreassekretion und Blutdruck; noch immer allerdings diente er hauptsächlich der Bestätigung vorher aufgestellter Thesen. Dies änderte sich durch den «empirischen» Ansatz der **Pariser Schule**, der auf Gewinn neuer Erkenntnis durch Induktion (von der systematischen Beobachtung zur Theorie) ausgerichtet war. François Magendie (1783–1855) forschte beispielsweise über die Strychninwirkung, den Mechanismus des Erbrechens und unterschiedliche Funktionen des Nervensystems. Claude Bernard (1813–1878) verhalf dem Tierexperiment durch seine Ergebnisse zu den vasomotorischen Nerven, zur Glykogenbildung in der Leber, zur Pankreasfunktion und zur Curarewirkung endgültig zum Durchbruch. Diese sowie die Erfolge der Mikrobiologie und Immunologie beflügelten die internationale Forschung und dienten als wichtiges Argument für die Anwendung dieser Methode, bei der nur wenige Lebewesen «geopfert» würden, aber vielen Menschen geholfen werde. Dennoch gab es schon in der Zeit der Aufklärung und erst recht im 19. Jahrhundert auch kritische Stimmen, die Vivisektionen als barbarische Tierquälerei einstuften und eine Verrohung der Wissenschaftler befürchteten (vgl. **Tab. 13-1**); unterstützt wurde diese Richtung von Jagdgegnern und der Vegetarierbewegung. Besonders emotional war die Diskussion in England, wo sich 1875 eine *Society for the Protection of Animals Liable to Vivisection* gründete, die schon ein Jahr später den *Cruelty to Animals Act* durchsetzte, wo eine staatliche Forschungsaufsicht sowie eine Betäubung der Versuchstiere festgeschrieben waren. Dieses Gesetz war so zukunftweisend, dass es erst 1986 durch den *Animals (Scientific Procedures) Act* modernisiert werden musste.

Da der Nutzen tierexperimentell gestützter Forschung um 1900 nicht mehr zu leugnen war, verstummten die Tierversuchsgegner in den ersten Jahrzehnten des 20. Jahrhunderts fast ganz. Seit Ende der 60er-Jahre sind sie jedoch – und zum Teil sehr radikal – zurückgekehrt. Das hat mehrere **Gründe**:

- gigantischer Anstieg des Tierverbrauchs in der Forschung (1978 in den USA fast 29 Mio. Warmblüter; 2001 in Deutschland 2,1 Mio., darunter 2100 Affen)

- Zweifel am Nutzen des Fortschritts

- breite Sympathie für alle Unterdrückten (Antisexismus, Antirassismus)

- Ergebnisse der Verhaltensforschung zu tierischen Empfindungen.

Dabei stehen sich zwei Lager gegenüber: Abolitionisten und Reformer. Die **Abolitionisten** verlangen die völlige Abschaffung aller Tierversuche, weil erstens der Nutzen fragwürdig sei und zweitens kein irgendwie geartetes Ziel dieses Mittel rechtfertigen könne. Dagegen wollen die **Reformer** Tierversuche (nur) bei genügender Erfolgsaussicht erlauben und fordern Maßstäbe, die denen klinischer Forschung vergleichbar sind (vgl. auch **Tab. 13-2** und Kap. 13.2).

Tabelle 13-1: Traditionelle Argumente für und gegen Tierversuche

Befürworter des Tierversuchs	Tierversuchsgegner
einzige für den Menschen ungefährliche Art der Erkenntnisgewinnung; besser Experimente an Tieren als Gefährdung von Menschen	Alternative ist der Verzicht auf Versuche an lebenden Objekten.
Unverzichtbarkeit für den wissenschaftlichen Erkenntnisgewinn	Es gibt andere wissenschaftliche Methoden, die Tierversuche ersetzen können.
Der Nutzen überwiegt bei Weitem; wesentliche Beiträge zum Fortschritt.	Lebensrettender Fortschritt wird nicht durch Tierversuche erzielt.
Der Schaden ist gering, die meisten Versuche sind harmlos.	Das Zahlen-Argument gilt nicht, wenn es grundsätzlich grausame Versuche gibt.
Tiere haben keine «Seele» und können nicht «leiden», selbst wenn sie Schmerz wahrnehmen sollten.	Es geht nicht um das (in säkularem Kontext schwache) Argument der Unsterblichkeit oder um «Denken», sondern um Reizwahrnehmung und -verarbeitung; Tiere empfinden Schmerz und Angst und verdienen Rücksicht.
Die Herrschaft des Menschen über die Tiere ist «gottgewollt» bzw. «natürlich».	Der Mensch hat Verantwortung für die «Schöpfung» und damit auch für die Tiere.
Für den Menschen sind Tiere auch in der Landwirtschaft und als Nahrung unverzichtbar.	Nutzung von Tieren als Nutztiere und Nahrung sowie in Jagd und Sport ist genauso verwerflich.
	Der Mensch baut emotionale Beziehungen zu Haustieren auf, betrachtet sie also offenbar als «Partner».
	Durch ständige Grausamkeit wird der Charakter der Experimentatoren korrumpiert.
	Wissenschaftliche Elite sollte auch moralisches Vorbild sein, sonst hat sie kein Recht auf Erziehungsanspruch Anderer gegenüber.

Die Position der «Reformer» hat sich großteils im deutschen **Tierschutzgesetz** (1998) niedergeschlagen; seit 2002 ist der Tierschutz sogar im Grundgesetz verankert. Erlaubt (und auf manchen Gebieten wie der Entwicklung von Arzneimitteln sogar vorgeschrieben) ist demnach nur zielgerichtete Forschung mit definierter **Fragestellung:**

- Grundlagenforschung (z. B. Genveränderungen)

- Forschung zu Krankheitsmodellen (z. B. Infektionen)

- Forschung zur Bekämpfung und Vermeidung gesundheitlicher Schäden (z. B. Medikamente, Medizinprodukte, operative Verfahren)

- Forschung zur Erkennung von Umweltgefährdungen (z. B. toxikologische Wirkung).

Bei alledem müssen die Versuche **unerlässlich** sein, das heißt, durch andere Methoden lassen sich keine ähnlich aussagekräftigen Ergebnisse erzielen. Außerdem müssen die zu erwartenden Schmerzen, Leiden oder Schäden der Versuchstiere so gering wie möglich gehalten werden (z. B. durch Anästhesie) und im Hinblick auf den Versuchszweck angemessen vertretbar sein. Tierversuche zur Entwicklung von Waffen, Tabakerzeugnissen, Waschmitteln und (mit einigen Ausnahmen) Kosmetika sind verboten. Anträge auf Tierversuche sind bei der zuständigen Behörde einzureichen, wo es eine beratende Kommission gibt; außerdem ist der Tierschutzbeauftragte zu informieren.

Tabelle 13-2: Neue Argumente zum Tierschutz

Befürworter des Tierversuchs	Tierversuchsgegner
Verweis auf Erreichtes, z. B. Tierschutzgesetz	
Verweis auf gesetzliche Vorschriften, z. B. in der Arzneimittelprüfung	
Erfolge der bisherigen Tierversuche	
	Bevorzugung des Menschen und Diskriminierung nach Spezies (Speziesismus) ist genauso verwerflich wie Rassismus und Sexismus (z. B. Peter Singer); gleicher Wert aller empfindenden Lebewesen (z. B. Tom Regan).
evolutionäre/genetische Verwandtschaft als Argument für Verwendung bestimmter Spezies	evolutionäre Verwandtschaft als Gegenargument; besondere Kritik an der Primatenforschung
ausreichend gute Übertragbarkeit der Ergebnisse auf den Menschen	Unterschiedliche Verträglichkeiten: Aspirin® wäre nach Tierversuchen nie auf den Markt gekommen, die Contergan®-Katastrophe wurde trotz Tierversuchen nicht verhindert.
lebendes «Modell» unabdingbar wegen komplexer Wechselwirkungen im Organismus	andere Forschungsmöglichkeiten möglich, z. B. In-vitro-Methoden
Vor mathematischen Modellen sind biologische Daten nötig.	andere Forschungsmöglichkeiten möglich, z. B. Computersimulation

13.2
Forschung am Menschen

Ethisch angreifbare Menschenversuche waren mit dem Nürnberger Ärzteprozess (vgl. Kap. 7.7) nicht aus der Welt geschafft. In den 60er-Jahren ereigneten sich größere Forschungsskandale beispielsweise in New York am Brooklyn Jewish Chronic Disease Hospital, wo schwer kranken Patienten ohne deren Wissen lebende Krebszellen als vermeintlich «abwehrsteigernde Impfung» injiziert wurden (1963), und an der Willowbrook State School mit künstlichen Hepatitis-Infektionen an geistig Behinderten, zum Teil mit Einverständnis von deren Betreuern (1963–1966). In Tuskegee/Alabama lief vier Jahrzehnte lang (1932–1972) eine von der Regierung (bzw. den jeweiligen Regierungen) geförderte Beobachtungsstudie zu unbehandelter Syphilis an schwarzen Männern, und die Tests zu den Auswirkungen atomarer Strahlungen waren nicht auf die Zeit des Kalten Krieges beschränkt (in Nevada, Alaska und Polynesien), sondern wurden zum Beispiel durch Injektionen radioaktiver Substanzen bei Gefangenen fortgesetzt, bis die Clinton-Administration diese Versuche beendete (insgesamt 1944–1994).

Ein gewisses Unbehagen, verbunden jedoch mit Legitimationsbestrebungen, spiegelt sich denn auch in der vom Weltärztebund 1964 verabschiedeten **Deklaration von Helsinki I**: Darin wurde zwar der Heilversuch von klinischer Forschung abgegrenzt und damit eine Lücke aus dem Nürnberger Kodex geschlossen, doch wurde gleichzeitig das Recht auf ärztliche Therapiefreiheit sehr weit gehend verteidigt: Vom Patienten sei nur dann eine informierte Zustimmung einzuholen, wenn es «möglich» sei und vom Arzt «für sinnvoll erachtet» werde. Der Text ist paternalistisch formuliert («Der Arzt weiß am besten, was dem Patienten nützt») und appelliert zur Vermeidung von Fehlverhalten an die Tugendethik (der Forscher als «guter Mensch»).

Zehn Jahre später passte diese Verlautbarung endgültig nicht mehr in die Zeit: Durch die beginnende Aufarbeitung der NS-Zeit und die Entdeckung mehrerer Forschungsskandale bei gleichzeitig gesteigerten Forschungsaktivitäten und einer zunehmenden gesellschaftlichen Diversifizierung von Werten und Normen waren an eine Kontrolle klinischer Forschung höhere Anforderungen zu stellen. Der wissenschaftliche Fortschritt hatte zu einer deutlichen Wissensasymmetrie im Arzt-Patient-Verhältnis geführt, die Vielen die Medizin bedrohlich erscheinen ließ. Und nicht zuletzt war es der amerikanischen Bürgerrechtsbewegung zu verdanken, dass im Zuge einer allgemeinen Sensibilisierung für Menschenrechte und Menschenwürde die Aufklärung der Patienten bzw. der Versuchspersonen nunmehr in den Mittelpunkt rückte. 1975 verabschiedete der Weltärztebund daher in Tokio einen Kodex zur Forschungsethik, der bis heute irreführend als **Deklaration von Helsinki II** bezeichnet wird, obwohl er mit der ersten Deklaration inhaltlich praktisch nichts zu tun hat. Die **Stärken** dieser Deklaration liegen in folgenden Aspekten:

- Die Interessen des Individuums (der Versuchsperson) haben Vorrang vor den Interessen der Allgemeinheit.

- Versuchspersonen haben ein uneingeschränktes Recht auf körperliche Unversehrtheit und Risikobegrenzung.

- Die informierte Zustimmung ist vor dem Versuchsbeginn unabdingbar.

- Die Therapie ist wichtiger als der theoretische Erkenntnisgewinn.

- Ethische Aspekte sind Teil der Versuchsplanung.

- Es werden Ethikkommissionen zur Überprüfung etabliert.

- Die *scientific community* wird in die Verantwortung einbezogen (z. B. keine Publikation illegal erzielter Ergebnisse).

Im Laufe der Zeit haben sich allerdings einige Formulierungen als **problematisch** herausgestellt:

- Es ist immer von Versuchs*personen* die Rede; der Personbegriff ist aber in die Diskussion geraten (vgl. Kap. 11.2): Gilt die Deklaration auch zum Beispiel für Embryonenforschung?

- Die Freiwilligkeit des Einverständnisses ist nicht explizit genannt.

- Es ist nur eine «ausreichende» Aufklärung gefordert, und es gibt Ausnahmen von der Zustimmungspflicht.

- Risikodefinition und Abbruchkriterien werden nicht erläutert.

- Es wird keine Versicherung gefordert.

- Die Unabhängigkeit des Kontrollgremiums wurde erst 1989 in Hongkong festgeschrieben.

Insofern bietet die Deklaration von Helsinki II nur einen Minimalstandard, der durch die nationalen Gesetzgeber zu unterfüttern ist; in Deutschland geschieht dies zum Beispiel durch das **Arzneimittelgesetz** (AMG). Dies ist umso wichtiger, als der Text seit 2000 einigen Modifikationen unterworfen wird, die viele Staaten nicht mittragen (in Deutschland wird weiterhin die Fassung von Somerset West 1996 benutzt), weil sie die erreichten Standards untergraben und in sich nicht schlüssig sind; so soll zum Beispiel die Option placebokontrollierter Studien erweitert werden, die bislang nur beim Fehlen einer etablierten Therapie möglich sind. Ebenso umstritten ist die **Bioethik-Konvention des Europarats** (seit 1997), weil sie Keimbahneingriffe an Embryonen in den ersten 14 Tagen sowie die Entnahme «regenerierbaren Gewebes» (Knochenmark) für nahe Angehörige sowie fremdnützige Forschung bei Nicht-Einwilligungsfähigen erlaubt, sofern es dazu keine Alternative gibt.

So angreifbar Ethik-Kodizes auch sein mögen, so unverzichtbar sind sie doch angesichts des universellen Konflikts zwischen Forschungsanliegen und notwendigem Schutz der Versuchspersonen. Forschung am Menschen ist allein durch informierte

Zustimmung und Freiwilligkeit der Teilnahme legitimiert, wobei die Zustimmung jederzeit zurückgezogen und die Teilnahme beendet werden darf. Grundsätzlich konfliktbeladen ist jedoch die zwiespältige Rolle des «**Arztes als Forscher**»:

- Ärzte sind individuumzentriert und bieten die individuell beste Behandlung an; im Rahmen einer Studie ist der Patient jedoch Teil einer Gruppe und bekommt eine standardisierte Behandlung.

- Dies ist zugespitzt im Fall der Randomisierung, bei der es auf Zufall beruht, welche Behandlung ein Patient bekommt.

- Noch schärfer tritt der Konflikt bei einem doppelblinden Studiendesign zu Tage, bei dem der behandelnde Arzt nicht weiß, womit ein Patient behandelt wird.

Dieser Konflikt kann durch eine explizite **Aufklärung der Versuchspersonen** zu diesen Punkten nur teilweise entschärft werden. Weitere inhaltliche Anforderungen an die Informationen für Studienteilnehmer sind:

- Verständlichkeit, Erläuterung von Fachtermini

- Kontaktadresse des Prüfzentrums bzw. des Prüfarztes

- Offenheit im Hinblick auf Vorerfahrungen, Chancen und Risiken

- Nennung der bekannten Nebenwirkungen mit Häufigkeitsangaben

- Erläuterung des Studiendesigns (ggf. randomisiert, doppelblind usw.) und des Prüfplans

- Hervorhebung der studienbedingten Belastungen

- Hinweis auf Behandlungsalternativen

- Betonung der Freiwilligkeit und Eröffnung der Abbruchmöglichkeit

- Nennung des Sponsors

- Angaben zur Reisekostenerstattung und evtl. Aufwandsentschädigung

- Kontaktadresse der Versicherung und Versicherungsobliegenheiten

- Erläuterungen zum Umgang mit den gewonnen Daten, Datenschutzerklärung.

Die Kontrolle der Probandeninformation gehört daher zu den wichtigsten Aufgaben der **Ethikkommission**, die alle Anträge für klinische Studien unter Beteiligung von Menschen auf der Basis der Deklaration von Helsinki II und den «Grundsätzen guter klinischer Praxis» (GCP-Richtlinien, Kap. 13.3) prüft, seien sie theoretisch oder zur Erprobung von Arzneimitteln und Medizinprodukten. Ethikkommissionen gibt es an medizinischen Fakultäten (für universitäre Krankenhäuser bzw. Institute) sowie bei den Landesärztekammern (für alle anderen Krankenhäuser und den ambulanten

Bereich). Eine Ethikkommission arbeitet unabhängig von Sponsoren und Prüfern und ist interdisziplinär zusammengesetzt (außer Mediziner z. B. auch Juristen, Theologen, medizinische Laien, Pflegekräfte), ohne dass alle Details gesetzlich vorgeschrieben wären; allerdings müssen zum Beispiel bei einer Entscheidung mindestens fünf Ärzte mitwirken, und ein Pädiater ist erforderlich, wenn Studien mit Kindern beurteilt werden sollen.

Eine Ethikkommission hat bei der Durchsicht der Anträge zwei prinzipielle **Aufgaben** im Auge:

- bestmöglicher Schutz der Versuchspersonen (Aufklärung, Einwilligungsfähigkeit)

- Beratung der Antragsteller hinsichtlich wissenschaftlicher Plausibilität (Forschungsstand, zu erwartender Nutzen, Studiendesign usw.), formalen Anforderungen (z. B. Einschluss-, Ausschluss-, Abbruchkriterien) und berufsrechtlichen Aspekten (z. B. Versicherung).

Besondere Aufmerksamkeit gilt Studien mit gesunden Probanden, bei denen das Risiko nur «minimal» (entsprechend dem Risiko einer venösen Blutentnahme) sein darf, sowie placebokontrollierten Studien. Diese sind nur erlaubt, wenn keine Standardtherapie etabliert oder verfügbar ist. Eine besondere ethische Herausforderung sind drittens Studien mit «**vulnerablen Gruppen**». Dabei handelt es sich zum einen um Personen, die in einem möglichen Abhängigkeitsverhältnis zur Studienleitung stehen und an deren Freiwilligkeit aus verschiedenen Gründen Zweifel bestehen könnten (*convenient and captive populations*), also zum Beispiel Mitarbeiter der unterstützenden Firma und Doktoranden der prüfenden Klinik, vor allem aber Gefängnisinsassen, Soldaten, Heimbewohner, geistig Behinderte oder Pflegebedürftige. In der Regel gibt es keinen Grund, diesen Personenkreis einzubeziehen. Anders sieht es mit **nicht-einwilligungsfähigen Personen** aus, die ebenfalls eine «vulnerable Gruppe» bilden; dazu gehören insbesondere:

- Minderjährige

- Personen mit akuten psychiatrischen Erkrankungen

- Personen mit hirnorganischen Erkrankungen, insbesondere Demente

- Notfallpatienten

- Bewusstlose

- Schwerstkranke auf der Intensivstation.

Diesen Personenkreis von klinischer Forschung auszuschließen, wie es der «Nürnberger Kodex» verlangt, würde bedeuten, ihn vom medizinischen Fortschritt auszuklammern und so «therapeutische Waisen» zu schaffen. Wenn die Teilnehmer selbst von der Studie unmittelbar profitieren können, wird daher mit aller gebotenen Vorsicht meistens ein zustimmendes Votum erteilt; unabdingbar ist dabei die schriftliche Einwilligung des «gesetzlichen Vertreters». Dies sind bei Minderjährigen die Eltern bzw. Sorgeberechtigten, sonst der gerichtlich bestellte Betreuer. Die Zustimmung von Angehörigen ist nicht ausreichend; inwieweit ein von der Studienleitung bzw. dem Prüfzentrum unabhängiger Arzt die Unbedenklichkeit bestätigen darf, ist umstritten. Dagegen ist fremdnützige Forschung an Nicht-Einwilligungsfähigen, die den Versuchspersonen nicht unmittelbar hilft, in Deutschland verboten. Die bislang in der BRD nicht ratifizierte Bioethikkonvention des Europarats wollte in diesem Punkt eine Möglichkeit eröffnen, wenn das Risiko minimal ist, es keine Alternative gibt und die Studie einen bedeutenden Erkenntnisgewinn speziell für diese Fragestellung erbringen könnte. Demnach wären Studien genehmigungsfähig, wenn zum Beispiel an Kindern für andere Kinder oder an Schlaganfallpatienten für andere Schlaganfallpatienten geforscht würde.

In der Forschung können durch unreflektierte Reaktion auf besondere Schutzvorschriften auch systematische **Fehler** entstehen (*research bias*). Solche «blinden Flecken» betreffen bekanntermaßen bisweilen:

- Frauen, weil Versuchspersonen i. d. R. nicht schwanger werden und stillen dürfen

- Hochbetagte, weil fast überall aus Sicherheitsgründen Altersgrenzen gezogen werden

- Ausländer bzw. bestimmte ethnische Gruppen, weil zum Beispiel die Verständigung schwierig ist.

Dies hat zur Konsequenz, dass manche Probleme (Dosierung, Nebenwirkungen, Akzeptanz) erst bei der breiten Anwendung eines Medikaments ersichtlich werden und so das eigentliche Ziel von Studien konterkarieren.

13.3
Wissenschaftliches Fehlverhalten

Vor Fehlern im Sinne von Irrtümern ist in der Forschung niemand gefeit; oft liegen einfach Unerfahrenheit oder die Unkenntnis methodischer (z. B. statistischer) Standards zu Grunde. Fehler kommen zustande, wenn man den eigenen Ergebnissen kritiklos gegenüber steht, vorschnelle Schlüsse zieht, nicht ausreichend abgesicherte Ergebnisse veröffentlicht und auf einer vorgefassten Theorie beharrt, ohne Widersprüche zur Kenntnis zu nehmen.

Oft ist im letztgenannten Fall der Schritt hin zu absichtlichen **Fälschungen** nicht mehr weit, die häufig mit der mehr oder weniger gezielten Änderung bzw. «Schönung» von Daten beginnen. Weitere Fälschungsmethoden sind:

- Diebstahl von Ideen oder Daten (Plagiat)

- Mehrfachverwendung von Daten

- Erfindung von Daten

- Extrapolation von Daten

- Fortschreiben von Verläufen nach Abbruch oder Entzug der Zustimmung.

Die **Gründe** für wissenschaftliches Fehlverhalten sind vielfältig:

- Überzeugtheit vom eigenen Standpunkt («Meine These stimmt, nur die Daten passen nicht»)

- mangelndes Unrechtsbewusstsein

- Karriere, Konkurrenz

- Zeitmangel

- «Druck» von Vorgesetzten

- relativ geringe Aufdeckungsgefahr bei plausibler Hypothese

- geringe Konsequenzen.

Die nach der Deklaration Helsinki II eigentlich mitverantwortliche *scientific community* hat durch ihr Verhalten lange solches Fehlverhalten **begünstigt**:

- Leugnen des Problems («Einzelfälle»)

- Resignation

- Vertrauen auf «wachsames Auge» der Konkurrenz

- Vertrauen auf Widerlegung durch die Praxis

- Beurteilung von Kandidaten nach der Quantität, nicht dem Inhalt der Publikationen

- Sanktionen («schwarze Liste») bestenfalls ansatzweise

- keine Klärung der Frage nach der Nutzung unlauter gewonnener Daten.

Inzwischen ist das Problembewusstsein jedoch gewachsen, und es setzen sich mehr und mehr Maßnahmen zur **Qualitätssicherung** in der Forschung durch:

- Leitlinien für «gute klinische Praxis» (*ICH-GCP-Guidelines*) (1997)

- Vorschläge der DFG (= Deutsche Forschungsgemeinschaft, der größte öffentliche Geldgeber für Forschung in Deutschland) zur Sicherung guter wissenschaftlicher Praxis (1998)

- Schulung für Studienleiter, Prüfärzte und Studienassistenten

- externe Begutachtung, Monitoring, Audits

- fachinterner Austausch, überregionale bzw. internationale Arbeitsgruppen

- professionell konzipierte, multizentrische Studien mit zentraler Datenerfassung.

Die **GCP-Richtlinien** wurden in einer Kooperation von WHO und forschender Pharmaindustrie im Rahmen der *International Conference on Harmonisation of Technical Requirements for the Registration of Pharmaceuticals for Human Use* (ICH) erarbeitet. Sie gelten in der EU, den USA, Kanada, Japan und Australien und legen Regeln für Planung, Durchführung und Berichterstattung bei klinischen Studien fest, also zum Beispiel Klärung der Verantwortlichkeiten, erforderliche Dokumente vor Studienbeginn, Umgang mit und Sicherung der Primärdaten sowie Aufbewahrungsfristen.

14 Ethische Probleme am Lebensende

- Wie und unter welchen Vorbehalten lässt sich das Alter definieren?
- Welche negativen Altersbilder herrschen in der Medizin vor, und wie können sie zu Fehleinschätzungen führen?
- Was sind sinnvolle Festlegungen in einer Patientenverfügung, und wie verbindlich sind sie?
- Weshalb werden Suizidenten grundsätzlich reanimiert?
- Wie kann man sterbenden Patienten medizinisch helfen?
- Welche Besonderheiten sind beim Umgang mit schwer kranken Kindern zu berücksichtigen?
- Wie ist «aktive» und «passive» Sterbehilfe zu definieren?
- Wie ist aus deutscher Perspektive die niederländische «Euthanasie»-Regelung einzuschätzen?

14.1 Ethische Probleme im höheren Lebensalter

Das Spektrum der Krankheiten hat sich in den letzten 100 Jahren von den akuten weg und hin zu den chronischen entwickelt. Das bedeutet, dass die Begleitung dauerhaft Kranker, denen zwar meistens bis zu einem gewissen Grad geholfen werden kann, die jedoch nicht geheilt werden können, eine große ärztliche Herausforderung darstellt. Beim alten Menschen fällt dieses fortschrittsbedingte Phänomen besonders ins Auge, weil sich verschiedene ethische Problemfelder überschneiden (soziale, ökonomische, demografische, individuell-biografische und kulturelle Einflüsse; Werte, Leitbilder und Klischees).

Umstritten ist bereits die **Definition** des Alters: Nach einer früheren Einstufung der Weltgesundheitsorganisation (WHO) wurden Menschen zwischen 49 und 59 Jahren als «alternd» bezeichnet, zwischen 60 und 74 als «älter», zwischen 75 und 89 als «alt» und über 90-Jährige als «uralt». Inzwischen heißen einfach alle über 50 «älter» (*older, elderly*), weil das soziokulturelle Verständnis im internationalen Vergleich zu verschieden ist, sowohl was die Selbstzuschreibung als auch die Einschätzung der Anderen angeht. In der westlichen Welt ist es meistens der Renteneintritt, der den Beginn des Alters sozial definiert, wobei sich durch Langzeitarbeitslosigkeit, Vorruhestand und Frührente das Alter «verjüngen» kann; das wiederum bedeutet, dass man beim Renteneintritt noch ein Viertel, bisweilen sogar ein Drittel seines Lebens noch vor sich hat. Dieser steigende Anteil des Alters an der Gesamtbiografie hat dazu geführt, dass man das «Dritte Alter» (bis etwa 75 Jahre), das oft durch Aktivität und Pflege bzw. Ausbau sozialer Beziehungen gekennzeichnet ist («junge Alte»), vom «Vierten Alter» (ab 75 bis 80 Jahre) abgrenzt; die «alten Alten» leiden zunehmend unter Einschränkungen und reagieren mit Rückzug. Das Alter ist auch durch unterschiedlichen Wohlstand gekennzeichnet, denn den erfolgreichen, auf Selbstpflege und Lebensgenuss orientierten Senioren stehen arme, pflegebedürftige und multimorbide alte Menschen gegenüber («Polarisierung des Alters»). Das Alter lässt sich also nicht standardisieren, weder im einzelnen Lebensentwurf noch biologisch; der alte Mensch benötigt dementsprechend auch eine ausgeprägte Individualmedizin.

Ungeachtet der demografischen Entwicklung, die ein Umdenken erfordert, und trotz gegenteiliger Erfahrungen halten sich die vielfältigen Vorurteile über das Alter hartnäckig. Obwohl empirisch längst belegt ist, dass Ältere zuverlässig, produktiv, engagiert und kompetent sind, sind Arbeitnehmer schon ab 40 in der Wirtschaft immer noch schwer vermittelbar, weil sie als weniger belastbar, weniger innovationsfähig und unflexibel gelten. Da die Medizin kaum mit den gesunden und aktiven Senioren, sondern hauptsächlich mit den multimorbiden Patienten konfrontiert ist, existieren dort besonders ausgeprägte **negative Altersbilder**, über deren Selektivität man sich im Klaren sein sollte, denn sie haben unter Umständen Einfluss auf Therapieentscheidungen (Vorenthalten von Optionen), und sie spielen auch in der Allokationsdiskussion eine Rolle (vgl. Kap. 12.1):

- Multimorbidität
- Multikausalität (ein Symptom kann viel Ursachen haben)
- Multifinalität (verschiedene Krankheitsverläufe können unabhängig voneinander zum Tode führen)
- Intellektminderung, verminderte Kommunikationsfähigkeit
- Immobilität
- Intoleranz (gegenüber Medikamenten)
- Instabilität (physisch und psychisch)
- Inkontinenz
- iatrogene Störungen.

Als besonders problematisch gilt die **Langzeitpflege**, die das Schreckbild des Alters schlechthin darstellt: Die Abhängigkeit von Anderen steht in krassem Gegensatz zum Autonomie-Ideal unserer Zeit; die oft unvermeidliche Einordnung in eine Institution konterkariert das allgemeine Verständnis von Freiheit, Intimität, Lebensqualität und Würde. Viele alte Menschen leiden auch sehr unter der Belastung ihrer Angehörigen (physisch, psychisch, finanziell), die sie sehr wohl wahrnehmen oder zumindest befürchten.

Die Vorstellung einer drohenden Pflegebedürftigkeit spielt deshalb beim **Alterssuizid** eine große Rolle. Bilanzsuizide sind häufiger als bei Jüngeren, und sie haben eine lange Vorgeschichte von Einsamkeit und Krankheit. Die Selbsttötung erwächst dann aus dem Misstrauen gegenüber Pflegeeinrichtungen und dem Wunsch, die Angehörigen zu entlasten. Suizide resultieren jedoch auch aus «echten» Depressionen, die im Alter zwar nicht zunehmen, aber öfter verkannt werden, weil das Umfeld – und auch Ärzte – Verstimmungen, Rückzug, Antriebslosigkeit und Todesgedanken fälschlich für «alterstypisch» halten. Dabei haben Studien gezeigt, dass alte Menschen genauso am Leben hängen und genauso oft bzw. selten über die «Letzten Dinge» nachdenken wie Jüngere.

14.2
Der sterbende Patient

Die Frage, was ein «guter Tod» sei, wird zu verschiedenen Zeiten verschieden beantwortet. Heute dürfte die Antwort meistens lauten: unverhofft, schnell, schmerzlos, am Ende eines langen Lebens, am besten ohne vorausgehende Krankheit. Allerdings ist nur Wenigen ein solcher Tod vergönnt, die meisten Menschen sterben in einem Krankenhaus, viele davon auf einer Intensivstation. Angstbesetzt ist deshalb das «lange» und «technische» Sterben; der Tod selbst wird dagegen einfach als Ende wahrgenommen und oft sogar als «Erlösung» nach langem Siechtum bezeichnet. Das Totsein erscheint jedenfalls nicht als beängstigend, auch nicht in der christlichen Jenseitsperspektive, die allerdings im Rückzug begriffen ist; sie bietet heute nur noch tröstliche Aussichten an und hat die Schrecken vergangener Jahrhunderte verloren: Niemand droht mehr mit dem Fegefeuer oder gar mit der Hölle.

Wegen der erreichten Langlebigkeit der Menschen ist der Tod im Allgemeinen fern, selten und fremd, deshalb wissen viele Angehörige nicht damit umzugehen und fühlen sich unsicher. Es gibt keine Rituale des Abschieds und keine Trostformeln mehr. Auch bei vielen Ärzten und Pflegekräften, die berufsbedingt mit dem Tod zu tun haben, löst ein sterbender Patient Unbehagen aus, und das nicht nur, weil die medizinischen Bemühungen nichts genützt haben. Leider wird Palliativmedizin in Deutschland noch etwas stiefmütterlich behandelt und in ihren Möglichkeiten unterschätzt, so dass es noch nicht genügend entsprechende Stationen bzw. speziell geschulte Personen gibt. Deshalb ist es umso wichtiger, bei der **ärztlichen Sterbebegleitung** einige Grundsätze zu beachten:

- Die medizinische und pflegerische Zuwendung wird fortgesetzt, wobei der Schwerpunkt auf dem größtmöglichen Komfort (z. B. großzügige Schmerzmittelgabe) liegt.

- Sterbende haben weder Hunger noch Durst; eine formale Versorgung, «damit die Bilanz stimmt», ist deshalb unnötig. Wichtiger ist es, etwas gegen die oft quälende Mundtrockenheit zu tun, zum Beispiel durch Luftbefeuchtung oder Eisstückchen.

- Patienten leiden an körperlichen Einschränkungen und ihrer Abhängigkeit von Fremden, deshalb sollte man ihnen explizit mit Freundlichkeit und Respekt begegnen und sie in diesem Punkt zu beruhigen suchen.

- Das Schlimmste ist für viele Sterbende die existenzielle Einsamkeit, daher gehört es zu den Grundprinzipien, dafür zu sorgen, dass Sterbende nicht allein sind. Angehörige können sich abwechseln und sollten ermutigt werden, mit dem Patienten zu reden, auch über Banalitäten. Ansonsten kann man Hilfe bei der Krankenhausseelsorge, bei Hospizvereinen oder über den psychosozialen Dienst erbitten.

- Wenn Patienten reden wollen, soll man sie zu Wort kommen lassen. Sie erwarten keine Patentlösung als Antwort, sondern wollen nur bestimmte Dinge «loswerden».

- Bei sehr unruhigen, ängstlichen und körperlich schwer beeinträchtigten Patienten wird häufig eine «terminale Sedierung» angesetzt, was im Einzelfall sicher hilfreich, als Allgemeinlösung aber umstritten ist.

14.3
Das sterbende Kind

Die Betreuung und Begleitung schwer kranker und sterbender Kinder gilt als besonders belastend, weil der (drohende) Tod eines sehr jungen Menschen die übliche Weltordnung stört, nach der nur Alte sterben, und Hoffnungslosigkeit sowie eigene Todesängste evoziert. Es sind auch stets die Eltern bzw. die Familienangehörigen mit zu behandeln, die gleichermaßen – und oft noch mehr – leiden, unsicher im Umgang mit dem kleinen Patienten sind (z. B. wie viel wird verstanden?) und Angst vor Emotionen und Kontrollverlust haben. Gesunde Kinder entwickeln erst mit etwa neun Jahren eine Vorstellung vom Tod als eigener zukünftiger Realität. Kleinkinder erleben den Tod dagegen als eher reversible Trennung, auch wenn sie die Hilflosigkeit der Eltern in solchen Fällen wahrnehmen. Mit dem Schuleintritt erahnen Kinder die Endgültigkeit, und im Grundschulalter sind schon Ängste vor Tod und Sterben möglich.

Kranke Kinder dagegen reifen schneller; sie erkennen den Zusammenhang zwischen der Erkrankung, einer Lebensbedrohung und einem vorzeitigen Lebensende. Ängste bei einem Krankenhausaufenthalt sind zusammengesetzt aus Furcht vor einer Verschlechterung und dem Tod, Furcht vor krankheitsbedingten Schmerzen und evtl.

Entstellungen sowie Furcht vor Trennung von Familie und Freunden. Isolation wird also als besonders schlimm empfunden, ebenso wie das Gefühl des Eingesperrt- und Ausgeliefertseins. Kinder haben eine lebhafte Phantasie und entwickeln magische Vorstellungen vom Unbekannten; es ist also für sie besonders belastend (nicht etwa schonend), wenn man ihnen nicht wahrheitsgemäß sagt, was auf sie zukommt. Schwer kranke Kinder sollten aktiv in die Therapieplanung einbezogen werden; gegen ihren Willen Eingriffe durchzuführen, untergräbt das Vertrauen und führt das Kind in die seelische Isolation.

Die Eltern sollten unbedingt ebenfalls zu Offenheit ermutigt werden, denn unverständliches und widersprüchliches Verhalten der Erwachsenen erregt und verstärkt kindliche Ängste. Kinder erkennen scharfsichtig die Unterschiede zwischen verbaler Kommunikation und Körpersignalen, interpretieren Beschwichtigungen und Ausflüchte sofort als solche und reagieren mit Rückzug. Damit wiederum ist beiden Seiten der Weg zu Hilfestellungen und Unterstützung verbaut.

Anders als Erwachsene haben Kinder mehr Angst vor dem Totsein als vor dem Sterben, deshalb ist es wichtig, ihnen positive Bilder vom Leben in einer anderen Welt zu vermitteln, damit sie nicht in ihrer Phantasie «ihr» Jenseits mit Ungeheuern bevölkern. Wichtig ist Kindern auch die glaubwürdige Versicherung, dass man sie nicht vergisst, deshalb wirkt der gemeinsame Besuch der künftigen Grabstätte, der Erwachsenen morbide vorkommen mag, auf Kinder beruhigend. Es ist immer wieder beeindruckend, wie klar und gefasst Kinder ihr Lebensende gestalten und dem Tod entgegen sehen.

14.4
Patientenverfügung

Angesichts der allgemeinen Hochschätzung der Autonomie und verbreiteter Vorbehalte gegenüber «technischer» Medizin ist das Bedürfnis vieler Menschen nach einer Mitbestimmung in medizinischen Grenzsituationen und am Lebensende nicht erstaunlich. Analog zum Testament gibt es daher seit Jahren die Möglichkeit, Festlegungen für den Fall zu treffen, dass man (z. B. wegen Bewusstlosigkeit) nicht mehr selbst bei medizinischen Maßnahmen mitentscheiden kann. Dennoch sind solche Patientenverfügungen noch relativ selten, und ihre Bedeutung für die klinische Praxis ist umstritten; mehr als ein «wichtiger Anhaltspunkt» bei der Ermittlung des mutmaßlichen Willens einer nicht ansprechbaren Person sind sie bisher nicht, und Ärzte sind nicht verpflichtet, sich danach zu richten. Die Brauchbarkeit der Patientenverfügung ist meistens deswegen gering, weil sie inhaltlich zu unbestimmt («keine technischen Maßnahmen») und vor allem nicht situationsbezogen ist: Bei guter Prognose wäre es strafrechtlich problematisch und geradezu zynisch, einer restriktiven Verfügung Folge zu leisten. Ärzte sind zur Hilfe verpflichtet und ihre «Arbeitshypothese» ist der Überlebenswille des Patienten. Die meisten Menschen wollen ja auch nicht vorzeitig sterben, sie wollen nur nicht, dass ihr Leben «sinnlos» verlängert wird; hier ist daran zu erinnern, dass eine Behandlung ohne medizinische Indikation eine Körperverletzung darstellt, und dass die Bundesärztekammer die nutzlose Verlängerung des Sterbevorgangs als «unärztlich» gebrandmarkt hat. Würden Patienten darauf vertrauen (können), dass die behandelnden Ärzte entsprechend agieren, würden sich die meisten Patientenverfügungen (so auch die verbreitete «christliche Patientenverfügung») sofort erübrigen. Momentan herrscht jedoch in den Kliniken die (unberechtigte) Angst, man könne wegen unterlassener Hilfeleistung belangt werden, wenn nicht alles technisch Mögliche auch gemacht wird.

Es gibt allerdings einige Punkte, deren Klärung in einer Patientenverfügung durchaus sinnvoll ist: Am wichtigsten ist die Benennung einer **Vertrauensperson**, die entweder dem Vormundschaftsgericht als Betreuer vorgeschlagen wird (Betreuungsverfügung) oder die gleich für Gesundheitsangelegenheiten bevollmächtigt ist (Vorsorgevollmacht). Dazu muss man wissen, dass ein Betreuer grundsätzlich dem Leben verpflichtet ist, also nur lebenserhaltenden Maßnahmen zustimmen, aber nicht deren Abbruch verlangen kann. Ob ein Bevollmächtigter das darf, ist aufgrund eines redaktionellen Fehlers im Betreuungsgesetz unklar, ergäbe sich jedoch logisch aus dem Wesen einer Vollmacht. Sicherheitshalber sollte man deshalb präzisieren, was die gegebene Vollmacht inhaltlich einschließt.

Weitere **sinnvolle Elemente** sind:

- Schilderung des gegenwärtigen Gesundheitszustands

- allgemeine Selbstcharakterisierung (z. B. «Kämpfernatur», «voll im Leben stehend», «isoliert und einsam», «mit dem Leben abgeschlossen»)

- persönliche Erfahrungen mit Krankheit, Leiden, Behinderung, Tod

- allgemeine Präferenzen in der Therapie aufgrund eigener Kenntnisse

- besondere weltanschaulich oder religiös motivierte Wünsche

- Präferenzen oder Ablehnung bestimmter Institutionen

- Positionierung zur Organspende

- Positionierung zur Obduktion

- Vorrang der Schmerztherapie (Entlastung der betreuenden Ärzte gegenüber dem Vorwurf einer evtl. Lebensverkürzung).

Eine detaillierte Auflistung bestimmter Maßnahmen ist wenig hilfreich, auch eine globale Ablehnung «technischer Mittel» o. Ä. hilft den Ärzten in der Regel nicht weiter. Es gibt allerdings eine wichtige Ausnahme: Bei schwer kranken Patienten mit infauster Prognose könnte oft eine vergebliche Leidensverlängerung verhindert werden, wenn die Ärzte rechtzeitig über die Option einer Verfügung informierten, wie es in der Palliativmedizin üblich ist; viele Patienten wünschen nach langen, quälenden und vergeblichen Therapieversuchen nur noch ein schnelles Ende. Das kann man jedoch nicht allgemein unterstellen und deswegen ist ein – leider immer noch häufiger – einseitiger Reanimationsverzicht bei gegebenen mittelfristigen Perspektiven nicht rechtens, er wird jedoch oft mit passiver Sterbehilfe (siehe Kap. 14.6) verwechselt. Grundsätzlich gilt: Je mehr ein Patient über seine Krankheit weiß, desto klarer und situationsangepasster kann er beurteilen, was er wünscht und was er sich nicht mehr zumuten möchte, und desto größere Verbindlichkeit hat eine solche Patientenverfügung, die dann auch das Behandlungsteam in medizinischen Grenzsituationen psychisch entlasten kann.

14.5
Suizid

Die Meinung zur Selbsttötung hat sich in den letzten Jahren stark verändert, was schon in der Vermeidung des Wortes «Selbstmord» zum Ausdruck kommt: Der bewusst gewählte Freitod scheint vielen Menschen eine Möglichkeit zu sein, in Verwirklichung letzter Autonomie eine subjektiv unerträgliche Situation zu verhindern oder zu beenden. Aus diesem Grund und weil die Menschen sicher und schmerzlos aus dem Leben scheiden wollen, wird auch hierzulande zunehmend lauter über den ärztlich assistierten Suizid diskutiert, wie er zum Beispiel in der Schweiz praktiziert und inzwischen auch in Deutschland kommerziell angeboten wird.

Von der **Rechtslage** her steht einer solchen Entwicklung wenig im Weg, deshalb hat sich auch der Deutsche Juristentag 2006 positiv geäußert: In unserem Strafrecht kommt die Selbsttötung nicht vor (fehlende «Vertypung»), deshalb sind auch Teilnahme, Beihilfe, Anstiftung usw. nicht strafbar, solange der Suizident frei verantwortlich handelt (also nicht unmündig oder psychisch krank ist oder bedroht wird) und die «Tatherrschaft» hat. Ausnahmen sind nur Personen, bei denen eine «Garantenpflicht» besteht, also nahe Verwandte, Ehepartner – und bisher auch der behandelnde Arzt. Dies liegt darin begründet, dass sich das traditionelle ärztliche Selbstverständnis dem Leben verpflichtet fühlt. In den ärztlichen Berufsordnungen der meisten Landesärztekammern wird daher die Beihilfe zum Suizid als «unärztlich» bezeichnet, was ggf. sogar den Verlust der Approbation zur Folge haben könnte.

Wenn dementsprechend Suizidenten trotz des hohen Wertes der Patientenautonomie grundsätzlich reanimiert werden, dann kommen zur ärztlichen (und evtl. moralischen) Tradition und zur Lebensrettungspflicht jedoch zwei weitere Gründe dazu, die sich von der Interpretation der Selbsttötung ableiten:

- Nach dem medizinischen Modell ist eine suizidale Handlung immer unfreiwillig, irrational und Ausdruck eines Krankheitszustands; man darf sie also nicht unterstützen, sondern muss gegensteuern.

- Das Kommunikationsmodell deutet Suizid(versuch)e als (gefährliche und oft manipulative) Wege, Anderen etwas mitzuteilen. Das können «Bestrafungen» sein (z. B. bei jungen Leuten, die sich von Eltern, Mitschülern oder Lehrern schlecht behandelt fühlen), viel häufiger handelt es sich jedoch um Hilferufe («Ich möchte *so* nicht mehr leben»), denen nachzugeben zynisch wäre.

Nicht zu unterschätzen ist auch, dass in manchen Fällen die Situation für die Ersthelfer unklar ist, so dass außer einer suizidalen Handlung auch ein Unfall oder ein Tötungsdelikt in Frage käme und deshalb ohnehin reanimiert werden muss.

Der Bilanzsuizid taucht bei diesen Überlegungen nicht auf, gerade ihn hatte der Juristentag jedoch im Auge. Auch die Rechtsprechung der letzten Jahre tendiert dazu, Ärzte, die (ihnen bekannte!) Suizidenten ohne Reanimationsversuch sterben ließen, mit dem Hinweis auf den Respekt vor dem Selbstbestimmungsrecht zu exkulpieren. Verlässlich sind solche Einzelfallentscheidungen jedoch nicht, und die Verschiedenheit der jeweiligen persönlichen Voraussetzungen dürfte sich auch einer Gesamtregelung widersetzen.

14.6
Aktive und passive Sterbehilfe

Das Wort «Sterbehilfe» ist im deutschen allgemeinen Sprachgebrauch mehrdeutig: Es kann sowohl die erwähnte medizinische und pflegerische Sterbebegleitung sowie den seelsorgerischen bzw. psychologischen Sterbebeistand meinen («Hilfe im Sterben») als auch das Herbeiführen eines vorzeitigen Todes (**aktive Sterbehilfe im weiteren Sinn**). In dieser letztgenannten Bedeutung schließt die «Hilfe zum Sterben»

- den ärztlich assistierten Suizid
- die unterlassene Hilfeleistung bei suizidalen Handlungen
- die Tötung auf ausdrückliches Verlangen des Todkranken oder unerträglich Leidenden
- das Unterlassen lebensrettender oder -erhaltender Maßnahmen auf ausdrückliches Verlangen des Todkranken oder unerträglich Leidenden
- die aktive Sterbehilfe im engeren Sinn
- die indirekte Sterbehilfe und sogar
- die passive Sterbehilfe

ein. Zur weiteren Verwirrung trägt die Verwendung der Wörter «aktiv» und «passiv» bei, denn sie suggerieren einen juristisch relevanten Gegensatz von Handeln und «Nichtstun». Aus diesem Grund wird häufig behauptet, man könne in der Klinik die (erlaubte) passive gar nicht von der (verbotenen) aktiven Sterbehilfe unterscheiden, und viele Ärzte schrecken grundsätzlich vor einem Therapieabbruch zurück, weil sie ihn mit aktiver Sterbehilfe verwechseln und befürchten, sich strafbar zu machen.

Umso wichtiger sind klare **Definitionen**: Wenn das Wort «Sterbehilfe» in professionellem Kontext verwendet wird, sollte vorausgesetzt werden können, dass der betroffene Patient tatsächlich im Sterben liegt bzw. dass der Tod unmittelbar bevorsteht. Dann bedeuten

- aktive Sterbehilfe (im engeren bzw. eigentlichen Sinn): absichtliche Beschleunigung des Sterbevorgangs, zum Beispiel Tötung als letztes Mittel zur Schmerzbekämpfung

- indirekte Sterbehilfe: Tötung bzw. Herbeiführen eines (i. d. R. geringfügig) früheren Todes als unbeabsichtigte Nebenwirkung der Schmerzbekämpfung

- passive Sterbehilfe: den absehbaren Tod nicht (mehr) verhindern, den Sterbevorgang nicht künstlich verlängern, obwohl es technisch möglich wäre («Warten auf den Tod», «Sterben erlauben»).

Bei der passiven Sterbehilfe kann es sich um einen Verzicht auf lebensrettende oder lebenserhaltende Maßnahmen (*withhold*) oder um den Abbruch lebensverlängernder Maßnahmen (*withdraw*) handeln. Es kommt bei der Definition also nicht auf Handeln versus Unterlassen an, sondern darauf, dass man bei der passiven Sterbehilfe gleichsam der Natur ihren Lauf lässt, weil sich nach menschlichem Ermessen nur das Sterben selbst technisch verlängern, aber nicht mehr abwenden lässt. Dass man nicht alle Möglichkeiten ausschöpfen muss, bedeutet keineswegs, nichts mehr für den Patienten zu tun. Im Gegenteil wird im Sinn der ärztlichen Sterbebegleitung der Schwerpunkt der Bemühungen auf den Komfort gelegt; in vielen Fällen wird man einfach die Therapie einfrieren oder langsam deeskalieren.

Der Entschluss zur passiven Sterbehilfe fällt immer schwer und vor allem die Beendigung bereits eingeleiteter Maßnahmen wird als belastend empfunden, besonders wenn man nichts Sicheres über den Patientenwillen weiß; deshalb neigen viele Kliniken zum Ausschöpfen aller Möglichkeiten, ohne nach der Sinnhaftigkeit zu fragen. Die Bundesärztekammer empfiehlt jedoch, eine einvernehmliche Teamentscheidung herbeizuführen und mit Begründung zu dokumentieren, wenn trotz aller Bemühungen niemand mehr eine Chance für den Patienten sieht (*point of no return*). Dies mag auch als juristische Absicherung beruhigen, da auf diese Weise die Sorgfaltspflicht erfüllt ist.

Als Erleichterung auf dem Weg zu Entscheidungen bezüglich eines Therapieabbruchs könnte ein **klinisches Ethikkomitee** dienen, an dem sowohl die direkt involvierten Personen (Ärzte und Pflegekräfte) als auch unbeteiligte (unvoreingenommene) Außenstehende teilnehmen, zum Beispiel Personal anderer Abteilungen, Vertreter des psychosozialen Dienstes oder Krankenhausseelsorger. Auf diese Weise können unter fachkundiger Leitung unterschwellige Konflikte bereinigt und Entscheidungsgrundlagen durch die Notwendigkeit der Argumentation transparent gemacht werden. Solche Institutionen sind in Deutschland (anders als z. B. in der Schweiz) allerdings selten, weil sie von medizinischer Seite als zeitliche Zusatzbelastung empfunden werden und weil ihnen kein definierter rechtlicher Verbindlichkeitsgrad zukommt, da die Verantwortung allein bei den behandelnden Ärzten liegt. **Klinische Ethikberatung** (Ethikkonsil), für die inzwischen auch hierzulande strukturierte Weiterbildungsangebote gemacht werden, versteht sich dagegen als zielführende Entscheidungshilfe im Einzelfall und vermittelt ggf. zwischen Angehörigen und Ärzten.

Zwiespältig wahrgenommen wurde in Deutschland die Entwicklung in den **Niederlanden** und Belgien, wo zwar Tötung auf Verlangen und ärztliche assistierter Suizid strafbar sind, die sogenannte «Euthanasie» durch Ärzte jedoch straflos bleibt, sofern folgende Bedingungen erfüllt sind:

- Information des Leichenbeschauers

- ausdrückliches, freies, wohlbedachtes und beständiges Verlangen des Patienten

- unerträgliches Leiden und aussichtsloser Zustand

- vollständige Aufklärung des Patienten über seine medizinische Situation

- Fehlen einer akzeptablen Alternative

- Hinzuziehung wenigstens eines weiteren Arztes

- Ausführung mit medizinischer Sorgfalt.

Vor allem, dass es in reichen Ländern (mit viel besserer palliativmedizinischer Infrastruktur als in der Bundesrepublik) keine Alternative zur Tötung geben soll, hat Befremden ausgelöst. Daneben irritiert hierzulande ebenso, dass – wenn auch vereinzelt – auch Minderjährige und psychisch Kranke (Depressive) betroffen sind und dass es offenbar nicht selten auch ohne Patientenwunsch zu solchen Tötungen kommt. Unseren Nachbarn ist jedoch der Respekt vor der Patientenautonomie wichtiger als die Verhütung eines möglichen Missbrauchs. In Deutschland ist man nach den katastrophalen historischen Erfahrungen mit einseitig verordnetem «Gnadentod» (siehe Kap. 7.6) zurückhaltender.

Literatur und Internetadressen

Bauer, A. (1997): Axiome des systematischen Erkenntnisgewinns in der Medizin. In: Köbberling, J. (Hrsg.): Zeitfragen der Medizin. Berlin: Springer, 19–33.

Benzenhöfer, U. (1999): Der gute Tod? Euthanasie und Sterbehilfe in Geschichte und Gegenwart. München: Beck.

Bergdolt, K. (1999): Leib und Seele. Eine Kulturgeschichte des gesunden Lebens. München: Beck.

Bleker, J.; Jachertz, N. (Hrsg.) (1989): Medizin im Dritten Reich. Köln: Deutscher Ärzte-Verlag.

Eckart, W. U. (2005) (5. Aufl.): Geschichte der Medizin. Heidelberg: Springer.

Eckart, W. U.; Gradmann, C. (Hrsg.) (1995): Ärztelexikon. Von der Antike bis zum 20. Jahrhundert. München: Beck.

Eckart, W.; Jütte, R. (2007): Medizingeschichte – eine Einführung. Stuttgart: UTB.

Fischer-Homberger, E. (1988) (2. Aufl.): Krankheit Frau. Zur Geschichte der Einbildungen. Darmstadt: Luchterhand.

Grmek, M. (Hrsg.) (1996): Die Geschichte des medizinischen Denkens. Antike und Mittelalter. München: Beck.

Haage, B. D.; Wegner, W. (2007): Deutsche Fachliteratur der Artes in Mittelalter und Früher Neuzeit. Berlin: Erich Schmidt.

Hess, V. (1999): Der wohltemperierte Mensch. Wissenschaft und Alltag des Fiebermessens (1850–1900). Frankfurt: Campus.

Jütte, R. (1996): Geschichte der Alternativen Medizin. Von der Volksmedizin zu den unkonventionellen Therapien von heute. München: Beck.

Jütte, R. (2003): Lust ohne Last. Geschichte der Empfängnisverhütung. München: Beck.

Kater, M. (2000) (2. Aufl.): Doctors Under Hitler. Chapel Hill: University of North Carolina Press.

Klee, E. (1985) (11. Aufl.): «Euthanasie» im NS-Staat. Die «Vernichtung lebensunwerten Lebens». Frankfurt: Fischer.

Klee, E.: (1997): Auschwitz, die NS-Medizin und ihre Opfer. Frankfurt: Fischer.

Klee, E. (2001): Deutsche Medizin im Dritten Reich. Karrieren vor und nach 1945. Frankfurt: Fischer.

Labisch, A. (1992): Homo hygienicus. Medizin und Gesellschaft in der Neuzeit. Frankfurt: Campus.

Löffler, M.; Gross, R. (1997): Prinzipien der Medizin. Berlin: Springer.

Mitscherlich, A.; Mielke, F. (Hrsg.) (1983): Medizin ohne Menschlichkeit. Dokumente des Nürnberger Ärzteprozesses. Frankfurt: Fischer.

Nuland, S. B. (1996): Wie wir sterben. Ein Ende in Würde? München: Knaur.

Paul, N.; Schlich, T. (Hrsg.) (1998): Medizingeschichte – Aufgaben, Probleme, Perspektiven. Frankfurt, New York: Campus.

Pormann, P. E.; Savage-Smith, E. (2007): Medieval Islamic Medicine. Edinburgh: University Press.

Proctor, R. (1999): Racial Hygiene. Medicine under the Nazis. Harvard: University Press.

Reich, W. T. (Hrsg.) (1995): Encyclopedia of Bioethics. New York: Simon & Schuster Macmillan.

Riha, O. (1998): Ethik in der Medizin. Aachen: Shaker.

Rothschuh, K. E. (1978): Konzepte der Medizin in Vergangenheit und Gegenwart. Stuttgart: Hippokrates.

Sadegh-Zadeh, K. (2007): Lehrbuch der Medizintheorie. Tecklenburg: Burgverlag.

Schaefer, H. (1992): Modelle in der Medizin. Berlin: Springer.

Schulz, S. et al. (Hrsg.) (2006): Geschichte, Theorie und Ethik der Medizin. Frankfurt a.M.: Suhrkamp.

Seidler, E.; Leven, K.-H. (7. Aufl.) (2003): Geschichte der Medizin und der Krankenpflege. Stuttgart: Kohlhammer.

Shorter, E. (1987): Der weibliche Körper als Schicksal. München, Zürich: Piper.

Uexküll, T. von; Wesiak, W. (1988): Theorie der Humanmedizin. Grundlagen ärztlichen Denkens und Handelns. München, Wien, Baltimore: Urban und Schwarzenberg.

Ullmann, M. (1987): Medieval Islamic Medicine. Edinburgh: University Press.

Wieland, W. (2004): Diagnose. Überlegungen zur Medizintheorie. Warendorf: Hoof.

Wiesemann, C.; Biller-Andorno, N. (2005): Medizinethik. Stuttgart: Thieme.

www.bundesaerztekammer.de (→ Richtlinien, Leitlinien, Empfehlungen)

www.gesch.med.uni-erlangen.de/links/medethik.html

www.gesch.med.uni-erlangen.de/links/medhist.html

www.med.uni-hd.de/igm/g47/bauer.htm

www.medizintheorie.de

Alle zitierten Texte, wie Nürnberger Kodex, Deklaration von Helsinki, Bioethik-Konvention, GCP-Richtlinien, Tierschutzgesetz, Arzneimittelgesetz usw. sind (oft mit Kommentaren und weiterführenden Hinweisen) über www.google.de schnell im Internet zu finden.

Personenregister

Sachregister

Anzeigen

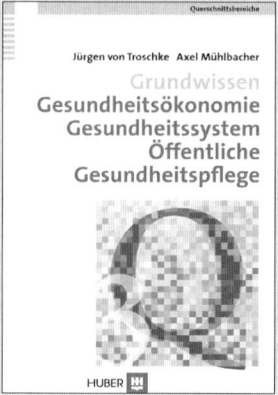

Jürgen von Troschke / Axel Mühlbacher

Grundwissen Gesundheitsökonomie, Gesundheitssystem, Öffentliche Gesundheitspflege

Querschnittsbereich 3.
2005. 192 S., 31 Abb., 29 Tab., Kt
€ 19.95 / CHF 34.90
ISBN 978-3-456-84140-3

Obwohl die besprochenen Themen für die ärztliche Praxis von großer Bedeutung sind, wurden sie bisher im Medizinstudium nur marginal behandelt. Dieses Buch liefert eine komprimierte Zusammenfassung, auf der anwendungsbezogene Lehrveranstaltungen aufbauen können.

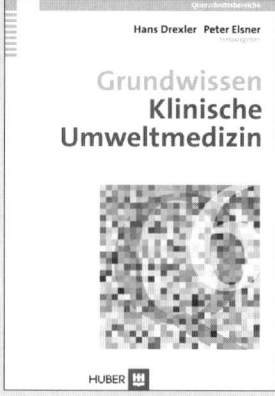

Hans Drexler / Peter Elsner (Hrsg.)

Grundwissen Klinische Umweltmedizin

Querschnittsbereich 6.
2007. 143 S., 6 Abb., 10 Tab., Kt
€ 19.95 / CHF 33.90
ISBN 978-3-456-84182-3

In diesem Kurzlehrbuch werden praxisbezogen die Untersuchungsverfahren in der klinischen Umweltmedizin von der Anamnese über die körperliche Untersuchung, die Labordiagnostik und spezielle Abklärungsmethoden dargestellt.

Erhältlich im Buchhandel oder über
www.verlag-hanshuber.com

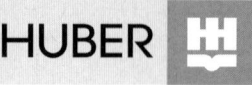

HUBER

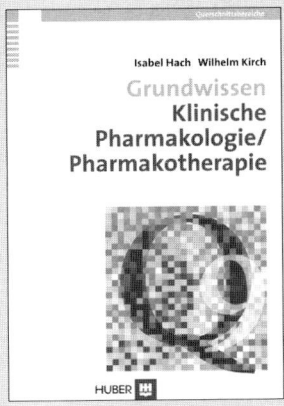

Isabel Hach / Wilhelm Kirch

Grundwissen Klinische Pharmakologie/ Pharmakotherapie

Querschnittsbereich 9.
1. Nachdruck 2008 der 1. Aufl. 2006. 128 S., 11 Abb.,
35 Tab., Kt € 19.95 / CHF 32.00
ISBN 978-3-456-84184-7

Das vorliegende Buch enthält in komprimierter Form – und dennoch ohne Zusatzliteratur verständlich – das für den künftigen Arzt unbedingt notwendige Wissen zur klinischen Pharmakologie und Pharmakotherapie.

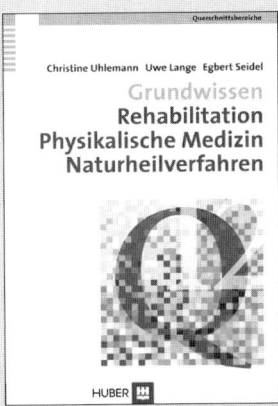

Christine Uhlemann / Uwe Lange / Egbert Seidel

Grundwissen Rehabilitation, Physikalische Medizin, Naturheilverfahren

Querschnittsbereich 12.
2007. 203 S., 17 Abb., 22 Tab., Kt
€ 19.95 / CHF 33.90
ISBN 978-3-456-84186-1

Dieses Buch schildert relevante diagnostische Methoden sowohl der Funktionsdiagnostik als auch der ganzheitlichen Diagnostik unter naturheilkundlichen Aspekten sowie Methoden, Verfahren und Konzepte der Physikalischen Therapie und der klassischen Naturheilkunde.

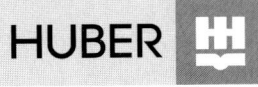

Erhältlich im Buchhandel oder über
www.verlag-hanshuber.com

HUBER